JN063212

不眠症に対する認知行動療法マニュアル

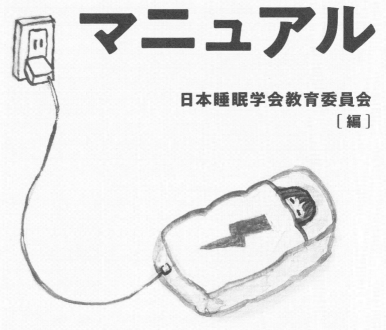

日本睡眠学会教育委員会

〔編〕

金剛出版

まえがき

　不眠のための認知行動療法（CBT-I）は，アメリカでは 2000 年代前半に，高い有効性と安全性が証明され，臨床現場に広く浸透している。今日では，American Physician's Association において慢性不眠症治療における第一選択に推奨されており，国際学会の不眠症治療に関するセッションでは，明らかに薬物療法に関する演題よりも CBT-I に関するものの方が多くなっているようだ。また，その実施法についてもグループで行うものや Web を用いたものが導入されるようになっており，慢性不眠症に対する CBT-I を軸にした stepped care が確立されつつある。

　しかしながら，手法が多様化しても，対面式で行う個人 CBT-I が最重要であることは言うまでも無い。本マニュアルは，東京周辺の心理臨床家数名によって，外来で個人 CBT を実施する際の手引きとして数年がかりで作成され，その後何度かのリバイズを経て日本睡眠学会のホームページに収載したものを元に作成された。欧米には CBT-I のマニュアルはすでにいくつか存在するが，本書のように患者向けの資料を含めたものは存在しない。また欧米のマニュアルでは，主に不眠症者の心理特性にフォーカスされることが多いので，本書が睡眠生理ならびに概日リズム調節機構に注目している点は新奇的と言えるだろう。本マニュアルを用いて実施されたランダム化比較試験において，慢性難治性不眠症への CBT-I の有効性はすでに証明されている（Ayabe et al., 2018）。本書が，CBT-I による不眠症治療を始められる方のお役に立てることを強く祈念したい。

2020 年 1 月　日本睡眠学会教育委員会　井上雄一

引用文献

Ayabe N, Okajima I, Nakajima S, Inoue Y, Watanabe N, Yamadera W, Uchimura N, Tachimori H, Kamei Y, Mishima K.
Effectiveness of cognitive behavioral therapy for pharmacotherapy-resistant chronic insomnia: a multi-center randomized controlled trial in Japan.
Sleep Med. 2018 ;50:105-112.

本書の特徴と構成

特徴

　ここで紹介する不眠症の認知行動療法（Cognitive Behavioral Therapy for Insomnia: CBT-I）は，CBT-I を不眠症患者さんに提供する治療者のために作られています。

使用に当たっての注意

　CBT-I は，原則としてマニュアルに準じて治療を進めますが，記載されたセッション番号はあくまで目安であり，患者さんの理解度と治療関係の維持を見ながら進めていきます。マニュアルに記載されている内容であれば，介入の順番については個々の患者さんに合わせて実施することが可能となっています。

構成

　本マニュアルは，①各セッションのアジェンダ（取り扱う課題），②患者さんに示すイラスト，③イラストの説明方法とポイント，④ダイアログ（実際の会話例）で構成しています。実際に利用する患者用マニュアルは付録として（89 ページ〜）まとめてありますので，ご活用ください。

　各セッションは次のような構成になっています。

[セッション1（導入セッション）]

CBT-Iの治療効果の説明，治療の枠組みや治療方針について説明します。

[セッション2]

心理教育（睡眠教育）と睡眠衛生教育を通して，睡眠に関する基本的な知識と不眠の維持要因について説明します。

[セッション3]

漸進的筋弛緩法を行い，入床時の緊張，夜間・日中の過覚醒状態の軽減をめざします。

[セッション4，5]

刺激制御療法と睡眠制限療法を組み合わせた睡眠スケジュール法を行い，睡眠―覚醒リズムを整えます。

[セッション6]

これまでの治療の振り返りを行い，再発予防のための対策を考えます。また，患者さんの状態や話し合いから，終結／ブースター・セッション（積極的な治療は行わない）／治療期間延長の判断をします。

治療全体の流れ

セッション	目的	アジェンダ	使用ツール配布物	ホームワーク
1	患者さんとの治療関係の構築と睡眠状態の把握	症状・経過・服薬・現在の睡眠状態などの把握，治療目標（患者の期待）を話し合う	・睡眠ダイアリー ・不眠症にお悩みの方へ ・同意書	・睡眠ダイアリー
2	不眠症を理解する	不眠症の心理教育と睡眠衛生教育の実施	・不眠症を理解しよう	・睡眠ダイアリー ・睡眠衛生の遵守
3	眠りを促すリラックス法	漸進的筋弛緩法の実践練習	・意識的にからだをリラックスさせよう	・睡眠ダイアリー ・睡眠衛生の遵守 ・漸進的筋弛緩法の実践
4，5	適切な睡眠パターンを取り戻す	睡眠スケジュール法の実施： 睡眠ダイアリーを元にした睡眠時間を算出し，個人に合わせた時間を設定する	・適切な睡眠パターンを取り戻そう	・睡眠ダイアリー ・睡眠衛生の遵守 ・漸進的筋弛緩法の実践 ・決定した睡眠スケジュールの実践
6	再発予防	治療の振り返り再発予防 終結／ブースター・セッション／治療期間延長の判断	・不眠ループを断ち切ろう	・（睡眠ダイアリー）

各セッション（50分）の流れ

1. ホームワークを振り返る
2. アジェンダ（取り扱う議題，介入の順番）を設定する
3. アジェンダについて話し合う
4. ホームワークを決める
5. セッションをまとめ，フィードバックを求める

目　次

序　章

不眠症に対する認知行動療法
(Cognitive Behavioral Therapy for Insomnia : CBT-I)
とは何か？

歴史的背景

　不眠症に対して，認知行動的技法の有効性が指摘されたのは 1930 年代で，それはリラクセーション技法である漸進的筋弛緩法でした。しかしながらリラクセーション技法の本格的な治療効果研究が報告され始めたのは 1970 年代からです（Lick & Heffler, 1977, Nicassio & Bootzin, 1974）。また，1970 ～ 1980 年代には行動理論（条件づけ理論）を背景とした刺激制御療法（stimulus control）（Bootzin, 1972），睡眠覚醒リズムの調整を目的とした睡眠制限療法（sleep restriction）（Spielman et al., 1987）が提案されました。1970 年代後半～ 1990 年代前半にかけての治療効果研究の成果から，その効果の高さがほぼ一貫して示されています。またこの時期には，適切な睡眠習慣を実践するために睡眠に影響を与えるもの（嗜好品，運動，明かり，体温など）についての知識を強化することを目的とした睡眠衛生教育（sleep hygiene education）も行われるようになりました。

　さらに，1980 年代後半には，不眠症患者のものの捉え方（認知）が不眠症状を維持・増悪させる要因の一つであることが報告され（Borkovec, 1982），睡眠に関する考え方の偏りをターゲットとした認知療法（実際は，認知再構成法；cognitive restructuring）が不眠症の治療に取り入れられるようになりました。1990 年代には，これらの認知行動的技法を組み合わせた治療マニュアルが発行され（Morin, 1993），認知行動療法として体系化されました。2006 年には American Academy of Sleep Medicine により，不眠症に対する非薬物療法として，CBT-I が最もエビデンスレベルの高い "スタンダー

ド"レベルとして推奨されました（Morgenthaler et al., 2006）。今日では，米国内科学会（Qaseem et al., 2016）や欧州睡眠学会（Riemann, et al., 2017）が発行する不眠障害の治療ガイドラインで，CBT-I が第一選択として推奨されています。わが国では，薬物療法が無効もしくは部分寛解の場合，および休薬する際の併用療法として CBT-I の実施を推奨しています（三島，2014）。

　最近では，マインドフルネス瞑想を追加したマインドフルネス療法（MBT-I）や，ICT（Internet and Communication Technology）を活用した CBT-I なども提案されています。

CBT-I の理論と実践

　CBT-I は，不眠症の経過中に認められる要因，言い換えれば発症・維持要因（図 1）を行動理論と認知理論に基づいて解消することを目的とした治療法です。行動理論では，二つの条件づけ（レスポンデント条件づけ，オペラント条件づけ）理論に基づいて不眠症を把握します。

　レスポンデント条件づけは，刺激が情動反応と関連するというものです。通常，睡眠（無条件反応）は生理学的，皮質的なリラックス状態（無条件刺激）で生じます。一方で，心配や反すうのような思考活動や予期不安（無条件刺激）は生理学的，皮質的な覚醒反応（無条件反応）を引き起こします。寝床（中性刺激）といった環境が無条件刺激と対提示されてしまうことで，寝床に入る（条件刺激）と目が冴えてしまう（条件反応）という条件づけが成立してしまうと考えます（図 2 の a）（岡島・福田，2015）。

　オペラント条件づけでは，睡眠を取るための行動（例：寝床で目をつむる）はその後の睡眠や休息（強化子）をもたらす行動と考えられます。このとき，個人の外的環境（たとえば，暗い部屋），内的環境（たとえば，眠気）のどちらも刺激（きっかけ）となりますが，これは入眠と関連しており，強化子を生み出す弁別刺激となっています。つまり，入眠困難は，睡眠を引き起こす強い弁別刺激が構築されていないか，睡眠を妨害するような活動を引き起こす弁別刺激が存在している可能性があります（図 2 の b）（岡島・福田，2015）。

　加えて，図 1 のように不眠恐怖が形成されてしまうと，その不安や恐怖感をすぐに解消するため，回避行動（たとえば，時計を見て時間を確認する行動）を取りやすくなり

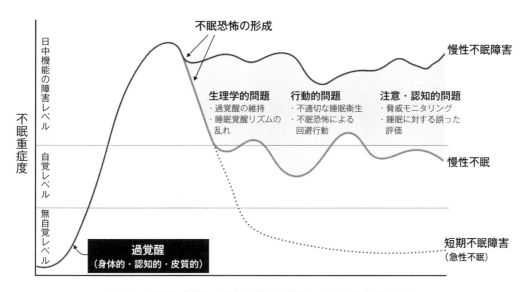

図1　不眠の経過：発症と維持（岡島，2016 より引用）

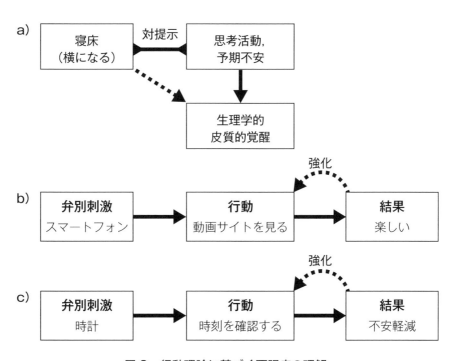

図2　行動理論に基づく不眠症の理解

a) はレスポンデント条件づけ，b）と c）はオペラント条件づけを表している。

ます。これらの行動は，短期的な不安解消として機能しますが（図2のc），不眠症状の改善には至らないため，長期的に不安や恐怖が継続することになります。

　認知理論は，1970年代に米国のA.T. Beckが提唱したうつ病の認知療法の中で用いられていた認知再構成法が取り入れられます。カナダのC.M. Morinや米国のA.G. Harvey（2005）によって不眠症治療のためにカスタマイズされたものです。つまり，不眠症になると睡眠に対する判断に偏り（たとえば，今日もまた眠れないかもしれない）が生じ，普段ではあまり見られないような適応的ではない行動（たとえば，頻繁に時刻を確認する）を示すようになります。すると，不安感が強まったり，不眠症状への過度の注目（たとえば，心拍数の増加，眠れないことへの心配）が生じて，さらに適応的ではない行動が生じやすくなり，さらに判断の偏りが強くなってしまう（たとえば，不眠によって人生が狂わされている，と考える）という悪循環が生じることになります（岡島・福田，2015）。

　CBT-Iでは上記の理論に基づいて，不眠につながる不適切な振る舞いや考え方，からだの状態に焦点を当てて治療を進めていきます。治療は，対面式の面接（個人セッション，もしくは集団セッション）が中心で，1回の面接時間は約50分です。これまでの介入研究の成果に基づくと，面接は原則として4〜6回行いますが，臨床実践では，患者さんの状態に合わせて延長することを検討したり，技法の実施順序を変更することもあります。各面接の終わりには，話し合ったことを日常生活で実践し，効果を検証するホームワークを決めます。ホームワークの実践に関しては，必ず次の面接の始めに確認します。また，たいていの場合は面接実施の数カ月後にフォローアップ面接を設定し，介入の維持効果を確認します。

　治療の流れは，①患者さんを一人の人間として理解し，患者さんが直面している問題点を明確にして治療方針を立てる，②不眠につながる不適切な振る舞いや考え方，からだの状態に焦点を当てて，その修正を図る，③治療効果を確認する，④治療終結，となります。

　現在，数多くのメタ解析によって，CBT-Iは慢性不眠障害（精神疾患／身体疾患に併存する不眠症も含む）に対して有効であることが明らかとなっており（Okajima et al., 2011, Okajima & Inoue, 2018），米国心理学会（American Psychological Association）の第12部会（Division 12; 臨床心理学領域）でもCBT-Iは不眠症に対して非常に強力な（strong）エビデンスがあると推奨しています（Society of Clinical Psychology, 2019）。

本マニュアルを使用する上での注意

　CBT-I は，数多くの治療効果研究によってその効果が裏づけられています。つまり，実証に基づく治療（Evidence-Supported Treatment: EST）であり，特定の疾患や特定の状況で起きる問題に対して治療がどのくらい有効かを追求するものです。したがって，効用と限界があるということにほかなりません。これは治療効果の視点に立った考え方で，「より多くの患者さんを改善に導く治療法を追求すること」が目的になりますが，それがすなわち，「目の前の患者さんの改善効果を最大限にすること」ではありません。

　米国心理学会（American Psychological Association: APA）では現在，実証に基づく実践（Evidence Based Practice: EBP）が推奨されています。これは，①患者さんの特徴や好み（たとえば，遺伝的要因，学習経験）という文脈の中で，②臨床的技能（たとえば，コミュニケーションスキル，心理的アセスメント能力）と③利用できる最良の実証研究（言い換えると，EST）を統合し支援していくことです（American Psychological Association, 2006）。つまり，EBP は患者さんの立場に立った臨床実践です。

　本マニュアルは，あくまで EST ですので，マニュアル通りに実施すれば一定の効果は期待できるでしょう。一方で，プログラム実施の途中での脱落（ドロップアウト）や十分な改善が得られない可能性も高くなります。CBT-I によって「目の前の患者さんの改善効果を最大限にする」ためには，臨床的技能を高めること，そして患者さんの特徴や好みを適切に把握することも重要です。これは，すなわち臨床実践の基本スキル（たとえば，傾聴）を持ち，かつそのスキルを高めていくトレーニングの機会（たとえば，スーパーバイズ）も持ち続ける必要があります。

第1章

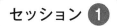

不眠症の認知行動療法とは？

目的：認知行動療法の枠組みや治療方針を理解してもらい，治療継続に結びつける
こと。

- 治療関係を結ぶ
- 治療前のアセスメント／導入
- 患者さんの睡眠状態／抱えている問題を把握する

アジェンダ

1. 自己紹介と治療構造の説明
2. 病歴聴取と問題点の整理
3. 認知行動療法の説明
4. 治療前評価
5. ホームワーク（睡眠ダイアリー）の設定
6. セッションのまとめ
7. 次回への橋渡し

1. 自己紹介と治療構造の説明

（セラピスト：TH の発言例）

- ■「はじめまして。●●（職名：公認心理師等）の○○（氏名）です」
- ■「本日は初回ですので大きく２つのことをします」
- ■「はじめに，××さんのこれまでの経緯や現在の状態，今どのようなことでお困りかを具体的にうかがって，どのようなお手伝いができるか考えていきたいと思います」
- ■「次に，不眠症に対する認知行動療法がどのようなものかをご説明します」
- ■「治療は１回５０分程度で，目安としての合計が６回となっております。「目安」とさせていただいているのは，カウンセリングを××さんの症状に合わせて実施していくためで，６回よりも少なくなる場合や多くなる場合もあります。どちらの場合でも，××さんと（そのときの状態やご希望などを含めて）相談しながら進めさせていただきます」

2. 病歴聴取と問題点の整理

（TH の発言例）

- ■「担当医から既に概略はうかがってはいますが（お話しが重複する点があるかもしれませんが），××さんに起こっていることを正確に把握するため，詳しく教えていただいてもよろしいでしょうか？」

以下の点を聴取しながら，現在の睡眠問題の維持要因を特定してきます。
（生活史，症状，維持要因）

- ●現在，困っている睡眠問題（入眠困難，睡眠維持困難，早朝覚醒）
- ●現病歴（発症時期，発症要因，経過，頻度　など）
- ●睡眠を妨害・促進する環境要因と行動（寝室の環境，カフェイン摂取，光，時計を見るなど）
- ●ここ１週間の睡眠スケジュール（平日と休日の就床時間と起床時間）
- ●夜間の睡眠問題による日中の支障の程度（例：疲労感，集中力低下による仕事／趣

味活動の制限）
- 社会的・職業的要因（就学・就業形態，勤務時間，シフトワーク，ライフスタイル）
- 睡眠に対するこだわり（0時までに寝床に入らないと翌日に支障が出る）
- そのほかの睡眠障害の症状（いびき，足のびくつき，むずむず，悪夢，睡眠中の異常行動）
- 治療歴（医療機関への受診・治療歴，以前に受けた治療への反応）
- 眠りを促すために行っていること（眠れなくとも寝床に入っている，TVを見るなど）
- 治療への期待

（処方薬と物質使用）
- 睡眠薬：処方薬と市販薬，睡眠薬の飲み方（常用か頓服か）
- そのほか常用している処方薬と市販薬
- アルコール，タバコ，カフェイン
- 違法薬物

（既往歴／検査結果）
- 睡眠問題に関連する身体疾患（たとえば，慢性疼痛）
- 閉経（女性）
- 前立腺の障害（男性）
- 最近の検査結果（たとえば，甲状腺機能の異常やほかの睡眠障害との鑑別）

（精神医学的要因）
- 不安，抑うつ
- そのほかの精神疾患
- 全般的な日々のストレスレベル

病歴の聴取のポイント①

　ここでは，上記の項目を単に聴いていくのではなく，主訴である不眠症状（たとえば，寝つきが悪い，途中で何度も目が覚めてしまう）を引き起こしている，あるいは維持している要因を探しながら進めていきます。特に，患者さんの現在の行動（たとえば，夕方にうとうとしている，就床直前までパソコン操作をしている），考え方（たとえば，「今日も眠れなかったらどうしよう」），からだの反応（たとえば，動悸），環境（たとえば，寒い部屋や光の浴び方）と不眠症状の関連性を明確にすることが必要です。

病歴の聴取のポイント②

　患者さんは，不眠症状（寝つけない，途中で何回も目が覚める）の改善を希望することが一般的です。しかし，不眠症状の改善をCBT-Iの最終目標としてしまうと，いつまでたっても不眠症状が改善しないという悪循環に陥ります（不眠症ではなくても眠れない日は生じるため）。

　また，患者さんの中には，日中の支障がない方もいます。このことから，病歴を聴取し，治療を進めていく場合は，①夜間の睡眠がどうなると良いのか，に加えて，②夜間の睡眠による日中の支障は何か，③日常生活がどうなると良いのか，についても話し合います。

3. 認知行動療法の説明

　認知行動療法とはどういうものか，どのような効果があるかについて説明します。その際，睡眠薬服用と比較しながら，メリット・デメリットがあることを伝えます。また，1回50分で行うこと，料金，カウンセリングの実施ペースなども話します。

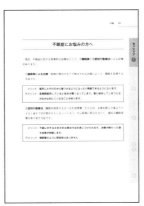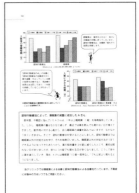

ポイント

　初めてカウンセリング（認知行動療法）を受ける人が多く，警戒している方もいるため，わかりやすく説明するとともに，効果が明らかにされていることを視覚的に見せると良いでしょう。

ダイアログ　※セラピスト：TH，クライエント：CL

　TH：認知行動療法はご存じですか？

　CL：いいえ。初めて聞きました。

　TH：簡単に言うと，認知行動療法とは，睡眠を妨害するような生活習慣や悩みごとに焦点を当てて，身体に染みついた "くせ" を見直しながら適切な睡眠習慣を取り戻す方法です。認知行動療法を行う利点は，①睡眠に対するさまざまな解決方法を身につけられること，②治療が終わった後も効果が持続することです。しかし，睡眠薬のような即効性はありません。あくまで，継続しながら，「眠れるくせ」を身につけていくことが目的となります。

　CL：（うなずく）

　TH：では，どのような効果があるか説明しますね。睡眠薬治療だけを行った場合と

認知行動療法だけを行った場合を比較すると，治療後の効果はどちらも高いのですが，2年間の経過を観察すると，認知行動療法は効果が維持しているのに対して，睡眠薬治療は徐々に状態が悪化してしまうことが指摘されています。××さんは今，睡眠薬を飲まれていますよね。

CL：はい。毎日飲んでも寝つけません。なんとか飲まずに眠りたいんです。

TH：睡眠薬治療に認知行動療法を併用した場合，認知行動療法だけを行った場合に比べて治療直後の効果は劣りますが，1年後には，同程度の治療効果が期待できます。また，認知行動療法を併用することで，減薬に成功する確率が高まることが報告されています。

CL：ふーん。

TH：このように，認知行動療法は，睡眠薬治療に負けるとも劣らない方法ですが，××さんが日常生活の中で継続して行えるかどうかが成功のカギを握ります。そのため，カウンセリングで話し合ったことは，毎回ホームワークとして，次回のセッションまで実践してもらうことが必要です。実践していただいたことを次のセッションで教えてください。修正したり，新たな方法をご説明していきます。

CL：わかりました。

4．ホームワーク（睡眠ダイアリー）の設定

　ここでは，毎日の睡眠状態をチェックするために，睡眠ダイアリー（95 ページ）を配布し，記録してきてもらいます（巻末に収録）。例を使いながら，記録のしかたを説明していきます。

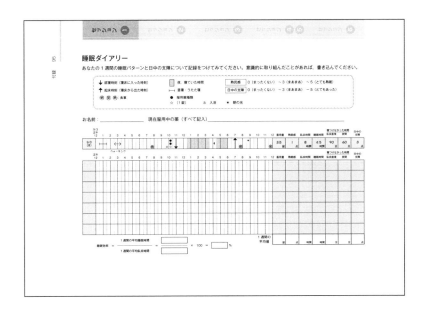

ポイント

　正確につけることが目的ではないことを強調します。時計を見ながら正確な時間を記録しようとすると不眠になってしまうので，あくまで朝起きたときに思い出して書いてもらうことを伝えます。

　セッションの中で，患者さんの昨夜の睡眠を記入していくのも良い方法です。

ダイアログ ※セラピスト：TH，クライエント：CL

TH： ますは，××さんの睡眠状態を把握させていただくために，こちらの睡眠ダイ
アリーに毎日の睡眠を記録してきていただけますか。書き方をご説明します。
上の例を見てください。下向き矢印は寝床に入った時刻で，ここでは，夜11
時となっています。上向き矢印は寝床から出た時刻で朝7時になります。矢
印の間の，塗りつぶしてあるところは，実際に寝ていた時間で，空白部分が起
きていた時間になります。ここは，日頃の感覚でつけていただいてかまいませ
ん。朝，昼，晩というのは，食事を食べた時間です。必中に昼寝やうたた寝を
したときは，このマーク（├─┤）を使います。現在服用中の薬は，すべて記入し，
それぞれの薬に記号（●，☆など）をつけてください。こちらに書かれていな
いものでも，ご自身で決めていただいて結構です。たとえば，ウォーキングし
たら双方向矢印（↔）といった具合です。

　次に，図示したものを数値化していきます。服薬量は一晩で何錠飲んだかを
書きます。例題では，寝る前に3錠，途中で起きたときに半錠飲んでいるので，
3.5錠となります。

　熟睡感については，「これまでで最も熟睡できた」が5，「これまでで最も熟
睡できなかった」が0とした場合，毎晩の睡眠によってどのくらい熟睡した
と思うかを点数化してください。

　臥床時間は，寝床に入っていた時間のことで矢印から矢印の間になります。
ですから，例題では8時間となっています。睡眠時間は，塗りつぶした箇所
なので，4.5時間となっています。寝つけなかった時間の「臥床直後」という
のは，下向き矢印から塗りつぶしたところまでの空白箇所になるので，例題で
は90分となります。「夜間」というのは，再入眠にかかった時間の合計にな
ります。例題では，午前3時半から4時半まで起きていたとなっていますので，
60分と記入します。

　日中の支障については，夕方以降に記録していただきたいのですが，昨晩の
睡眠によって，どのくらい日常生活に支障をきたしたかを評価します。0が「全
く支障がない」，5が「これまでの人生で最も支障があった」とした場合，何
点になるかを決めてください。

　　1週間分の記録がたまりましたら，それぞれの平均値を求めます。さらに，計算した平均睡眠時間と平均臥床時間を使って睡眠効率を出します。

　　ただ，計算が面倒なので，難しいようでしたら，平均の計算と睡眠効率の計算のところは空欄でもかまいません。

ＣＬ：これをつけてたら，眠れなくなりそうですが（笑）

ＴＨ：確かにそうですね（笑）。毎回時計を見て起きる度につけていたら，それだけで不眠になってしまうので，あくまで朝起きたときの感覚でいいので，「こんな感じかな」という感覚でつけてみてください。

ＣＬ：わかりました。

ＴＨ：カウンセリングでは睡眠ダイアリーを見ながら効果を確認していきますので，よろしくお願いします。

※睡眠ダイアリーは，毎セッション，必ず確認をして，睡眠の変化をチェックします。その中で，気づいた点はあるかどうか，睡眠状態と日中の支障度の関係性などについて確認をしていきます。

[セッションで十分に聴取しきれなかった場合]

　1回のセッションでは，睡眠問題の維持要因などについて，十分に聴取・把握しきれなかった場合も，その時点までの理解をフィードバックします。そして，次回も引き続き話を聴いていくことを伝えます。

5. セッションをまとめ，フィードバックを求める

（例）

- ■ 「これで第1回目は終わりです。いろいろ話してみて，ご感想・ご気分はどうですか？」
- ■ 「役に立ったこと，気づいたことはありますか？」
- ■ 「ほかにうかがっておいたほうがいいことはありますか？」
- ■ 「これから先も，疑問な点は遠慮なく言ってください」
- ■ 「今日はいろいろお話していただいたので，××さんのことがよくわかって良かったです」

6. 次回への橋渡し

- ■ 「わからないことや聞きたいことがあれば，次回また教えてください」

第2章

セッション ❷

不眠症を理解しよう
（心理教育・睡眠衛生教育）

1. 睡眠ダイアリーの確認

　記録してきた睡眠ダイアリーを見ながら，記録つけてみての感想を聴いていきます。こちらからも，睡眠状態（寝つきにかかる時間，中途覚醒時間，中途覚醒回数，総睡眠時間，熟睡感）と日中の支障度との関係について質問したり，生活習慣（昼寝，飲酒）と睡眠の関係などについて質問します。

記入例

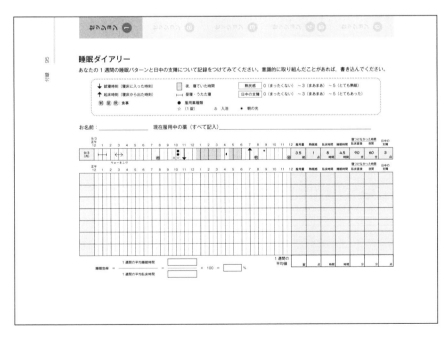

> **ポイント**
>
> 　睡眠ダイアリーを振り返りながら，患者さんの発言と矛盾する点があればその点を共有し，話し合いましょう。

ダイアログ　※セラピスト：TH，クライエント：CL

ＴＨ：（日誌を見ながら）睡眠ダイアリーをつけてみていかがでしたか？

ＣＬ：面倒くさかったです（笑）。でも，つけてみたら，意外と日常生活に支障はないことがわかりました。

ＴＨ：確かに，熟睡感が「1」とつけた日でも，「3」とつけた日でも日中の支障は「1」になっていることがありますね。

ＣＬ：そうなんです。思ったほど影響がないんですよ。

ＴＨ：それは，発見でしたね。ほかに気づかれた点はありますか？

ＣＬ：う〜ん。それ以外は特に。

ＴＨ：そうですか。では少し質問させてください。普段より早く寝床に入られた日が2日ありますが，夜 11 時以降に寝床に入るのと，夜 10 時くらいに寝床に入った日で夜の睡眠に違いはありましたか？

ＣＬ：そうですね。寝つきがあまり良くなかった気がします。

ＴＨ：たしかにそうですね。この記録を見ると，何時に寝床に入っても，からだが寝る時間は深夜 0 時過ぎのことが多いですかね。

ＣＬ：ああ，確かにそうですね。そうしたら，寝床に入る時間をもう少し遅くしたらいいのかな……

ＴＨ：それはありかもしれませんね。

2．睡眠時間，臥床時間，睡眠効率などの算出

　ここでは，記録された睡眠ダイアリーを用いて，睡眠時間，臥床時間（寝床にいた時間），睡眠効率の計算方法を一緒に行います。患者さんがすでに記録している場合でも，算出方法を確認するために行います。臥床時間と睡眠時間は，時間単位で算出します。

> **ポイント**
>
> 　睡眠ダイアリーに記録するのは患者さんなので，電卓を患者さんに渡して計算してもらうと良いでしょう。

ダイアログ　　※セラピスト：TH，クライエント：CL

　ＴＨ：では，××さんの1週間の平均値を計算してみましょう。電卓をお渡ししますので，一緒に確認していきましょう。

　ＣＬ：わかりました。

　ＴＨ：7日間の合計を出して，それを7で割っていきます。ます服薬量ですが，合計すると何錠ですか？

　ＣＬ：8錠です。

　ＴＨ：では，8を7で割りましょう。どうですか？

　ＣＬ：1.14です。

　ＴＨ：では，この枠（服薬量）に1.14と書いてください。

　ＣＬ：書きました。

　ＴＨ：では同じように熟睡感も合計して，7で割っていきましょう。

　　　　（1週間の平均値をすべて記入する）

　ＴＨ：これで，すべての平均値が出ましたね。では次に睡眠効率を出していきます。計算した平均睡眠時間（4.79）を上段の枠に，平均臥床時間（8.14）を下段の枠に書いてください。

　ＣＬ：はい。

ＴＨ：4.79 割る 8.14 かける 100 は，いくらになりますか？

ＣＬ：58.8 です。

ＴＨ：では，小数点第 1 位を四捨五入して 59 と書きましょう。これが，この 1 週間の睡眠効率になります。

3. 睡眠の基礎知識を理解する

1）不眠症について理解しよう

　ここでは，多くの方が「夜間睡眠
の問題がある＝不眠症」だと考えて
いるため，不眠と不眠症の違い，急
性不眠と慢性不眠の違い，不眠症の
原因について説明します。

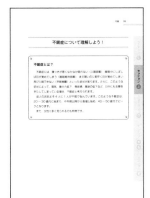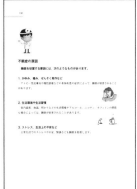

ポイント

　来談される方の多くが長期的な不眠の症状により困って来談されているの
で，労いながら，疫学的な知見と合わせ（たとえば，4 人に 1 人が不眠で悩ん
でいます，など症状のノーマライズ），夜間の睡眠の問題＋日中に支障をきた
している場合に初めて「不眠症」と診断されることを説明します。

　また，急性的な症状〈たとえば，嫌なことがあってその夜に眠れないことは
どんな人にも起こることであり，それが慢性的になった場合の状態（たとえば，
ストレスがなくなっても不眠が維持されている〉を患者さんと確認しながら進
めていきます。

ダイアログ　※セラピスト：TH，クライエント：CL

　TH：世間で言われている「不眠症」と私たちの言っている「不眠症」がずれている
　　　　ことがありますので，ますはそこを確認させてください。

　CL：はい。

　TH：不眠症というと，なかなか寝つけない入眠困難，途中で何回も目が覚めてしま
　　　　う睡眠維持困難，普段起きている時間よりも 2 時間以上前に目が覚めて，そ

の後一睡もできない早朝覚醒が主要な症状になります。××さんは，入眠困難が問題ということでしたが，そのほかに当てはまるものはありますか？

ＣＬ：ときどき，途中で目が覚めることはあるけど，そこまで問題ではありません。

ＴＨ：わかりました。多くの人はこのような夜の問題が出てくると「最近不眠なんだ」と言うようですが，それだけでは私たちは不眠症とは言いません。

ＣＬ：えっ？　そうなんですか？

ＴＨ：はい。このような夜の問題によって日中の眠気，集中力の低下，倦怠感，意欲の低下など，日中にも支障が出ている場合に初めて，「不眠症」と判断します。××さんは，日中にはどのような問題が生じていますか？

ＣＬ：倦怠感はありますね。あと，頭痛も出てきます。

2）ストレスがきっかけによる不眠の発生と維持

　ストレスによる不眠の発症とその後の経過について説明
します。上図は，ストレスによる一過性の不眠と，慢性化
（条件づけられた覚醒）について説明しています。下図は，
それが時間の経過とともにどのように変化していくかを急
性不眠と慢性不眠という言葉で説明しています。

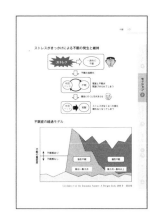

ポイント

　からだが覚えてしまう（条件づけられた覚醒）ということを比喩を使って説
明します。

　ここでは歯磨きの比喩を使っています。

ダイアログ　※セラピスト：TH，クライエント：CL

ＴＨ：何をストレスと感じるかは人それぞれ違いますが，ストレスを感じると誰でも
　　　一時的に眠れなくなります。それがしばらく続くと，寝床に入っても眠れない
　　　ことを何度も繰り返してしまう。そうするとどうなるかというと，以前のよう
　　　なストレスはないにもかかわらず，横になるとなぜか目が覚めてしまうといっ
　　　たように，からだが勝手に反応してしまいます。

ＣＬ：それよくわかります。そうなんですよね。

ＴＨ：たとえて言うと，歯磨きと同じです。現在は，歯を磨くときに，「上の歯を磨
　　　くときは歯ブラシをこう持って……」といった細かいことを考えなくても，まっ
　　　たく別のことを考えていても，意識せずに歯を磨けますよね？　不眠も同じで，
　　　習慣的になってしまったことでからだが眠らないことを覚えて反応している状
　　　態と言えます。

ＣＬ：なるほど。

ＴＨ：カウンセリングではこのからだが覚えた「寝床に入ると覚醒する」というつながりを切って，「寝床に入れば眠る」という関係を取り戻すことを目的としています。

ＴＨ：この絵（上図）に時間軸を付け加えたのが下の図です。下の白い部分は，その人が持っている性格や疫学的なもので，たとえば，男性よりも女性の方が不眠になりやすいとか，心配症や完璧主義の人は不眠になりやすいといったものが当てはまります。

　　　ただ，それだけで不眠症になるわけではなく，そこにストレスが加わると一気に不眠が上がっていきます。これを急性不眠と言います。急性不眠の状態はしばらくするとまた眠れるようになるはずですが，数カ月たっても眠れない場合，慢性不眠に入ってしまった可能性があります。

　　　慢性不眠はこの黒色のところで，ストレスによるというよりは，からだが不眠を覚えてしまった状態だったり，急性期にはうまくいっていた方法が，今はうまくいっていないけど続けてしまっている状態になります。

ＣＬ：私は今，慢性不眠に入ってますね。もう３年も不眠で悩んでますから。

ＴＨ：そうでしたね。このカウンセリングでは，寝るためにされていた方法をチェックしながら，眠れる環境に整えていったり，からだの反応を落ち着かせることを目的としています。

3）体温リズムと眠気の関係

深部体温と眠気の関係について説明します。深部体温が下がる時間は眠気が上がるという逆のリズムになっていること，深部体温が下がるときは末梢体温が上がること，冷え性の場合は深部体温が下がらないために寝づらいことを説明します。

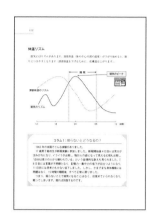

また，深部体温のメリハリ（頂点から底点への落差）をつけるためには，日中の運動が必要であること，寝る直前の入浴は避けること，寝る 2〜3 時間前の軽い運動（散歩など）は深部体温の減少に効果的であることもつけ加えます。

※コラムは，あとで患者さんに読んでもらえるように掲載しているため，セッション内で取り上げなくてもかまいません。

> **ポイント**
>
> 　患者さんは深部体温と眠気の関係を正確に理解していないことが多いので，ここは丁寧に説明しましょう。また，入浴時間の設定をただ伝えるだけではなく，深部体温と眠気の関係を説明してから入浴時間や運動の話をすると，ホームワークとして実践しやすくなるようです。
>
> 　高齢者や主婦では，入床時間が早い（例：21 時）ことが多いので，19〜21 時の間は深部体温が高いために，睡眠禁止時間帯と呼ばれていることを加えておくと良いでしょう。

ダイアログ　　※セラピスト：TH，クライエント：CL

　ＴＨ：深部体温という言葉はご存じですか？

　ＣＬ：聞いたことありません。

　ＴＨ：深部体温は手足などの皮膚温度ではなくて，より心臓に近いからだの中心の温度です。こちらの絵を見ていただくと，深部体温が高いときは眠気が弱く，深

部体温が下がってくると眠気が上がってくるという逆のリズムになっています。

ＣＬ：へぇ！　そうなんですか。てっきりからだが暖かくないと眠れないのかと思っていました。

ＴＨ：そうなんです。深部体温を下げるためには手足から温度を抜いていくしかないので，赤ちゃんが眠くなると手足が温かくなるのは，深部体温が下がっていると考えられます。

ＣＬ：なるほど〜

ＴＨ：本とかネットに紹介されている「寝る直前に熱いお風呂に入るのは避けましょう」というのはこのメカニズムに基づいています。直前に入ってしまうとせっかく下がり始めた深部体温が上がってしまうので，なかなか寝つきにくい状態になってしまいます。××さんは，入浴時間は何時でしたっけ……

ＣＬ：寝る直前に入っていました。からだを冷やさないようにと思って。

ＴＨ：では，寝る２時間くらい前に入浴は済ませておくと良いかもしれません。

ＣＬ：わかりました。

ＴＨ：また，深部体温のメリハリが良い睡眠と結びつくのですが，メリハリを弱くしてしまうのが運動不足です。ですので，日中の運動も実は体温調節には必要になります。

ＣＬ：そうですか。たしかに不眠になってからは，家でごろごろしていることが多いです。

ＴＨ：日中の活動を高めるためにできることはありますか？

ＣＬ：う〜ん。とりあえず，日中散歩に出てみようかな。

ＴＨ：それは良いアイディアですね。続けてみてどうなるか観察してみましょう。

ＣＬ：わかりました。

4) 睡眠段階と年齢の関係

「レム睡眠」「ノンレム睡眠」という言葉を知っている人はいますが, 睡眠段階を理解している人は少ないようです。ここでは, ①ノンレム睡眠には段階（1-4）があり, 3, 4がより深い睡眠であること, ②ノンレム睡眠の後にレム睡眠が現れ夢を見ること, ③深い睡眠は睡眠の前半に出てくること, ④人は一晩に何十回も覚醒しているため, 中途覚醒回数を数えることは余り意味がないこと, ⑤レム睡眠では記憶の整理をしていると言われており, 眠りとしては必要なこと, を伝えます。

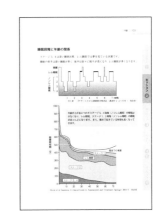

　続いて, 年齢によって睡眠が変化すること, 特に睡眠段階3, 4は年齢とともに減っていくことを絵を見ながら説明していきます。

ポイント

　中途覚醒することが問題だと思っている患者さんには, 中途覚醒することが問題ではなく, その後眠れない事の方が重要だと伝えます。

　また, 年齢によって睡眠状態が変わることを説明し, 睡眠の評価を「昔のようによく眠れているかどうか」ではなく,「日中に支障がないかどうか」を基準にすることの重要性を話します。実年齢のところに直線を引くとわかりやすくなります。

ダイアログ1（上図）　　※セラピスト：TH, クライエント：CL

　ＴＨ：ちなみに, 人は, 一晩に何回くらい起きると思いますか？

　ＣＬ：2, 3回ですか？

　ＴＨ：実は20, 30回以上は起きているみたいです。

　ＣＬ：そんなに？

　ＴＨ：これは, 頭にセンサーをつけて調べてみるとわかります。ほとんどの場合, 覚

醒してもすぐに眠りに落ちるので気づきませんが，トイレに行ったり，時計を見たりして，記憶に残ってしまうと「何回も起きちゃった」という不快感が残ります。

　でも，どんな人でも20，30回以上覚醒しているので，途中で起きてしまうことが問題というよりは，起きた後，寝つけないことの方が問題といえるかもしれません。××さんはどうでしたっけ？

ＣＬ：私は，途中で目が覚めてもすぐに寝つけますね。そうか，みんなそうなんだ。

ＴＨ：そうするとあまり起きた回数を数えない方が良いかもしれませんね。

ダイアログ（下図）

ＴＨ：この睡眠段階が年齢によってどう変化していくかを見てみましょう。今，××さんは……

ＣＬ：56（歳）です。

ＴＨ：では，このあたりですね。ここに線を引きます（縦軸と並行に）。線より右側と左側で大きく変わっていくものはありますか？

ＣＬ：うーん。一番下のステージ3，4ですかね。

ＴＨ：そうですね。これは，先ほどお話した深い睡眠を表しています。今後も増えることなくむしろ減っていってしまいます。

ＣＬ：そうなんですね。じゃあもうぐっすり眠れないのか……

ＴＨ：たしかに以前のような睡眠は取れなくなることも事実のようです。でも人は，たとえば「30代の頃はもっとぐっすり眠れたのに」といったように，基準になる年齢があるようです。

ＣＬ：たしかに。私も30代はもっと眠れたと思っていますね。

ＴＨ：この絵に従えば，30代の頃の睡眠を取ろうと思ってももう取れない。つまり，取ろうとすればするほど不眠感が強くなってしまう可能性がありますね。

ＣＬ：本当にそうですね（笑）

ＴＨ：そこで，もう一つ基準を設けていただくと良いかもしれません。たしかに以前よりは眠れないかもしれませんが，日中に支障がない程度であれば，今のからだに合った睡眠だと思っていただくと良いかもしれません。

ＣＬ：たしかにそうですね。

5）光と体内時計

　不眠症患者さんの中には，概日リズムに問題がある方もいるため，ここでは，体内時計と光の関係について話します。体内時計という言葉を知っている患者さんは多いですが，光の浴び方によって睡眠相がズレてしまうことがあることについては，知らない方が多いので，丁寧に説明します。

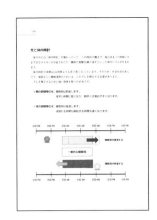

ポイント

　すでに朝日をしっかりと浴びているという人に対しては，「光を浴びる」のではなく，「光を目から取り入れる」必要性について説明してもかまいません（詳細は「睡眠スケジュール法」）

ダイアログ　　※セラピスト：TH，クライエント：CL

　ＴＨ：体内時計というのはご存じですか？

　ＣＬ：はい。聞いたことがあります。24時間より若干長いとかってやつですよね？

　ＴＨ：そうですね。では簡単に説明しますね。ご存じのように体内時計は24時間より少し長いと言われています。それを社会の時間である24時間に合わせるために必要なのが光です。光にも「朝の光」と「夜の光」があって，朝の光は睡眠相を前倒しにします。睡眠相はご存じですか？

　ＣＬ：初めて聞きました。

　ＴＨ：寝床に入っている時間ではなく，からだがふっと寝て，ふっと起きる時間だと思っていただければいいと思います。朝の光を浴びると，その時間が前倒しになっていつもより早い時間に眠気が来ます。

　ＣＬ：へぇ。

ＴＨ：逆に夜遅い時間に強い光，たとえば，コンビニで立ち読みしたりしていると，
　　　反対に睡眠相が後ろにずれてしまい，いつも通りの時間に寝床に入っても眠れ
　　　ないことが起こります。ですから，なるべく朝の光と仲良くしておいた方が良
　　　いでしょう。

ＣＬ：わかりました。

ＴＨ：ちなみに，現在は，朝日を浴びる生活をされていますか？

ＣＬ：いえ。朝は雨戸を開けるくらいで……

6) 日中の活動と睡眠の関係

　疲れと睡眠の関係と不眠による悪循環の説明をします。特に，日中の活動を制限した生活になるのは当然であること，しかし，その方法を続けている現在は，不眠症状が良くなっていないことに注目します。

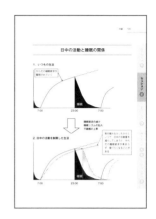

ポイント

　「眠れなかったら翌日きつい」といった考えを持つ患者さんが多いため，そのことを受けとめつつ，それでも気持ちに従って日中の活動をセーブしてしまうと翌日も寝つけない可能性があることを指摘し，日中に疲れを貯めておけば次の日の睡眠にはプラスになり，悪循環から抜け出す可能性が高いことを強調します。

ダイアログ　　※セラピスト：TH，クライエント：CL

　TH：次は日中の活動と睡眠の関係についてです。まず上の図を見てください。人は身体を起こした瞬間から，「疲労感」や「疲れ」に似ているんですが，からだの睡眠欲求が貯まっていきます。あるポイントに来ると「もうダメだ，眠い」というバタンキューのポイントが来ます（三角形の頂点）。睡眠欲求が解消されて，また，貯めていくという流れになっています。ここまではよろしいですか？

　CL：はい。

　TH：不眠の方は下の図になっていることが多いようです。眠れないと朝起きた時点でつらかったり，だるかったりする。そのため，「今日は仕事休もうかな」「友

人と会う予定があったけど体調悪いからキャンセルしよう」と言って一日ごろ
ごろしていたりする……つまり，省エネモードに入ってしまいます。それがこ
の赤いラインです。

ＣＬ：(笑いながら）よくわかります。まさに省エネモードですね。

ＴＨ：そうするとどうなるかというと，からだの欲求が充分に貯まらないため，バタ
ンキューのポイントが後ろにずれてしまいます。でも寝る時間はいつも一緒な
ので，結果的に寝床に入っても眠りづらい時間ができてしまいます。すると朝
疲れが貯まっているので，また日中は省エネモードになる，といったように悪
循環に陥っていきます。

ＣＬ：なるほど。私の場合は，疲れているので日中ゴロゴロしたり，いつもより早く
寝床に入っていました。でも結局眠れないのは省エネモードが問題なんですね。

ＴＨ：そうかもしれません。ですが，眠れなければ省エネモードに入るのは当然だと
思います。一方で，そのやり方ではなかなか不眠が改善しなかったのも事実で
すよね？

ＣＬ：そうですね。もう３年も不眠で悩んでますから。

ＴＨ：そこで，もう一つの視点を持ってもらうと良いかもしれません。それは，確か
に夜眠れないと次の日きついですが，眠れなければ疲れは蓄積されているので，
あえて日中はいつも通りの活動を続け，極力からだを楽にしない方が，次の日
の睡眠にはプラスになるかもしれません。でも翌日眠れる保証はありません。
翌日も眠れなくても，いつも通り活動していれば，翌々日には眠れる可能性は
高くなりますね。

ＣＬ：そうですね。たしかに眠れるかどうかはわからないし，疲れが貯まっていると
きは結構寝つきが良かった気がします。

7）不眠を維持する３つの特徴

　不眠を維持する要因（特に，認知行動療法でターゲットとする要因）について話をします。寝るために行っている習慣（行動），入床前後に浮かぶ考え（認知），からだの過覚醒（からだ）について取り上げ，それぞれが独立しているわけではなく，連動していることを説明します。

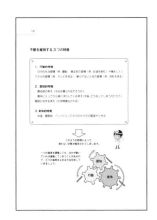

ポイント

　患者さんが実際にやっていることを取り上げ，歯車の比喩を使いながら説明します。特に，患者さんは眠れないときに時計を見ていることが多いので必ず確認しましょう。

　また，どれか一つの歯車を止めるのではなく，すべてを止める必要があることを説明し，やってみて効果がなくても悪化しない限りは続けてもらうことを促します。

ダイアログ　※セラピスト：TH，クライエント：CL

　ＴＨ：先ほどはどうして不眠が始まってしまうかをお話しました。今度は，どうして不眠が続いてしまうのかについてご説明します。不眠を維持する特徴として，行動的な特徴，考え方の特徴，からだの特徴があります。行動的特徴というのは飲酒や運動などの日中の生活習慣，寝る前の習慣や寝床に入ってからの習慣，また，見逃されやすいのは眠れないときの習慣です。××さんは，寝つけないときに時計を見ることはありますか？

　ＣＬ：見てますね。途中で目が覚めたときは必ず見てしまいます。

　ＴＨ：見るとどうですか？　焦ったりすることはありますか？　それとも特に違いは

ないですか？

ＣＬ：焦ります。「もう寝つけないんじゃないか」とか「明日仕事だからちゃんと寝なくちゃ」とか……。

ＴＨ：なるほど。すると，時計を見ることがきっかけとなって，頭が覚醒してしまっている感じですかね。

ＣＬ：そうですね。

ＴＨ：それが，考えの特徴になります。「早く寝なくちゃ」と思うと，からだに力が入ったり緊張したりしてからだの特徴も動き始めてしまいます。そうすると眠れないので，また時計を見て，「まだ寝れない」と考えて……つまり，この三つの特徴は独立しているのではなく歯車のように動いています。

ＣＬ：よくわかります。まさにそんな感じです。

ＴＨ：すると，きっかけである「時計を見ること」を止めてみると良いかもしれません。時計は部屋のどこにありますか？

ＣＬ：枕元に置いています。いつでも見られるように。

ＴＨ：その時計をひっくり返して，見えないようにしてみましょうか。時計を見ても見なくても 7 時は来ますしね。

ＣＬ：たしかにそうですね（笑）。でも時間がわからないと起きられないんじゃないですか。遅刻しちゃうかも。

ＴＨ：では，目覚ましをかけましょう。今まで，目覚ましをかけて起きられなかったことはありますか？

ＣＬ：ありません。

ＴＨ：では，目覚ましを 7 時にセットしたら時計を裏返してみましょうか。

ＣＬ：わかりました。

8）その循環は好循環？　悪循環？

　セラピストが患者さんの行動の善し悪しをどう判断する
かを伝えます。この方法は，行動を一義的に判断する（例：
寝床では本を読まない）のではなく，その行動の「すぐに
得られる結果」と「長い目で見た結果」を見て，長い目で
見た結果が良い循環になるような活動（寝床で本を読むと
たいてい30分以内で寝つけるのであれば，続けても良し
とする）を選択していくことを強調します。

　患者さんは，すぐに得られる結果に飛びついており，そ
の結果によって行動が維持されています。そのような行動

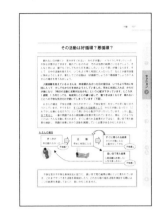

を見つけ，最初はつらくても長い目で見て不眠症が改善する活動を続けることを促します。

ポイント

　すぐに得られる結果は，行動した直後に出てくるもので，現在の行動を維持
させるものになります（例：からだが楽になる，不安が下がる）。一方長い目
で見た結果は，1週間，2週間……1カ月といったように，より長期的なスパン
で説明します。患者さんの状態に当てはめて説明すると理解が進みます。

ダイアログ　　※セラピスト：TH，クライエント：CL

　ＴＨ：では，××さんが寝るためにされている行動が良い循環か悪い循環かを，私が
　　　　どのように判断するかについてご説明します。眠れない日が続けば気分も優れ
　　　　ないですし（枠内を読んでいく）……中略……Aさんの場合を図に表したのが
　　　　下の図になります。眠れないとだるさなどの不快感が上がります。とても不快
　　　　なのでなんとか解消しようと早めに寝床に入ると，すぐに得られる結果として
　　　　は，からだが楽になったりして一時的に不快感は減少していますが，長い目で
　　　　見ると，入眠困難は改善していないですし，そうすると日中も楽しめなくて人
　　　　生がつまらないものになり，結局不快感は続いています。しかも入眠困難は改

善していないので，きっかけを自分で作っているような循環になってしまっています。××さんの場合はいかがでしょう。

CL：まさにこれそのまんまです。でも眠れないと本当につらいんです。

TH：そうですよね。不眠症の方は，現状がつらすぎてすぐに得られる結果だけが目に入ってしまうようです。これも当然の流れですね。一方でそれを続けてもつらくなる。

CL：そうですよね。現に3年も不眠で悩んでますから。

TH：カウンセリングでは，すぐに得られる結果よりも，長い目で見た結果を良くするための活動を提案したり，探っていきます。ですので，カウンセリングの方法が結構面倒だったりきつかったりしますが，すぐに判断せず，1，2週間継続して，その結果，良い方向に向かっているかどうかを判断していきましょう。

CL：わかりました。じゃあ，寝床に入る時間を22時よりも遅くした方がいいってことですね。

TH：それは良い方法かもしれませんね。ですが，良いか悪いかは結果を見てみないとわからないので，是非試していただいてどうなるか観察してみましょう。

CL：わかりました。

9）薬物療法による効用と慢性服用による悪循環

　睡眠薬の慢性服用による悪循環について説明します。特に，カウンセリングに来る患者さんは服薬を止めたいと思っており，自己判断で無理な減薬を繰り返している方が多いようです。

　慢性的な服用の悪循環を説明するとともに，すぐに減薬に踏み切らないように伝えます。薬を飲んでいない方に対しては説明を省いてもかまいません。

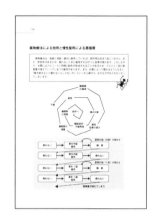

ポイント

　睡眠薬自体が悪いわけではなく，飲み方や薬に対する考え方が悪循環をもたらすことを説明します。

　また，すぐにでも服用を止めたいと思っている人も多いため，離脱症状（反跳性不眠）について説明し，カウンセリングの効果を確認しながら，様子を見て減薬することを強調します。

※減薬については主治医の判断に従います。

ダイアログ　　※セラピスト：TH，クライエント：CL

　TH：次はお薬を飲み続けることで起こる悪循環のご説明をします。まず下の図を見てください。眠れなくなったので病院に行き，お医者さんから薬を半錠処方されたとします。それを飲むと眠れるので，「良かった眠れた」という気持ちになり，しばらく半錠を飲み続けます。すると，薬が効かなくなったのか，たまたま暑い日が続いたのか，どんな理由かわかりませんが，半錠でも眠れない日が出てきます。すると，からだがきついので病院に行き，1錠処方されました。1錠にすると眠れるので「良かった眠れた」という気持ちになりしばらく1錠を飲み続けます。すると，理由はわかりませんが，また眠れない日が出て

くる……そうやって徐々に薬が増えてきてしまいます。この点に関しては当てはまりますか？

ＣＬ：そうですね。最初は半錠で，しかも毎日飲まなくても眠れていたのに，最近は1錠を毎日飲んでも眠れない日があります。

ＴＨ：なるほど。そうなると，上の図のぐるぐる回りに入ってしまいます。眠れないと薬を飲む。するとからだが慣れてきて（耐性），薬が増える。しばらくするとそれにも慣れてきてしまう。そうすると，多くの人が，「このまま飲み続けて大丈夫だろうか。今日は疲れているし飲まなくても眠れる気がする」と思い，薬を中断してしまいます。

ＣＬ：私もこれやりました。でも薬を飲まないと一睡もできないんです。

ＴＨ：（うなづきながら）皆さん同じように，「薬を飲まないと眠れないからだなんだ」と思ってしまうようですが，実は，薬を突然止めたことによるリバウンド（離脱症状）が来て，今まで以上に眠れなくなることがあります。つまり，薬を急激に止めた副作用ですね。そうすると，皆さんすぐに薬を再開されて，「飲まないと眠れないけど，増やしたくはない」というこころの依存が起こり，効いても効かなくても薬を一定量飲み続けてしまうといった常用量依存に入ってしまいます。これは当てはまりますか？

ＣＬ：まさに今の状態です。皆さん同じような経過をたどっているんですね。

ＴＨ：そうみたいですね。減薬される際も，リバウンドが起こりにくい方法があります。ですが，今止めると，止めたことによる副作用なのか，カウンセリングの効果がないからなのかがわからなくなってしまうので，しばらくは今の状態を続けて，カウンセリングの方法に慣れてきた頃に減薬方法の説明をしたいと思います。

ＣＬ：そうですね。わかりました。

10）適切な睡眠環境を整えましょう

　ここでは，睡眠環境を整えるための話を中心にします。患者さんが取り組めていないことについては，睡眠衛生教育を行います。

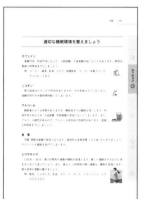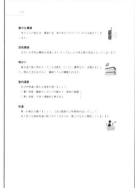

ポイント

　たいていの場合，患者さんは睡眠衛生は徹底して調整しています。そのため，「これをしましょう」というような説明では，「そんなことはやっています！」というやりとりになってしまうため，注意が必要となります。

　患者さんがすでに実践していることを前提に話を進めていくと，睡眠衛生の実践をホームワークにしやすくなります。

ダイアログ　　※セラピスト：TH，クライエント：CL

ＴＨ：こちらに書いてあるのは，本やインターネットによく載っていることなので，××さんは，すでに実践されていることばかりだと思います。確認程度に教えてください。

ＣＬ：はい，わかりました。

ＴＨ：（中略）たばこは吸われるんでしたっけ？

ＣＬ：あまり吸いませんが，なかなか寝つけないときは，イライラして一服することがあります。

ＴＨ：ご存じだと思いますが，たばこは吸っているとリラックス効果があるんですが，吸い終わるとすぐに覚醒作用に変わってしまうみたいです。

ＣＬ：えっ!?　そうなんですか？　ずっとリラックス効果だけだと思っていました。

ＴＨ：そうなんですね。眠れないときに吸うと逆に目が冴えてしまう可能性がありますが，その点はいかがですか？

ＣＬ：たしかに，吸ったからといって眠れるわけではありません。これは，不眠だからだと思っていましたが，たばこの影響なんですね。

ＴＨ：そうかもしれませんし，そうじゃないかもしれません。どっちの影響かわからないので，ちょっと実験してみましょうか？

ＣＬ：実験ですか？

ＴＨ：次のカウンセリングまで，眠れなくても吸わずにいるとどうなるか確認してみましょう。余計眠れなくなるのであれば，××さんにとっては，寝つけないときに吸う方がいいのかもしれません。でも，どっちがいいのかは比較してみないとわかりませんよね？

ＣＬ：確かにそうですね。じゃあ，次回まで眠れなくても吸わないようにしてみます。

ＴＨ：科学者になったつもりで，仮説を検証してみましょう。

4. ホームワークの設定

　セッションで話した内容を振り返りながら，患者さんがこれまでやっていないもので，できそうなことを2・3個挙げてもらい，ホームワークとします。それは，できるだけ具体的な行動にしてもらいます。それ以外にもできそうなことがあればやってもらいましょう。睡眠ダイアリーは継続して記録してもらいます。

　高齢の患者さんは忘れてしまうことがあるので，ホームワークを紙に書いて渡してもいいでしょう。

　◆ホームワークの例：寝床に入ったら時計は裏返す，21時にお風呂に入る

[セッションで十分に聴取しきれなかった場合]

　「不眠症を理解しよう（心理教育・睡眠衛生教育）」は，患者さんの状態に合わせて説明する必要があります。すべての説明が終わらなかった場合は，資料のポイントについて簡単に触れ，次回のセッションまでに，資料を読んできてもらうことをホームワークとし，次回に詳しく説明することを伝えます。

コラム①

不眠症に対する認知行動療法（CBT-I）と睡眠薬の併用

　CBT-I は，安全かつ有効な治療として，全世界的に不眠治療の first line として推奨されるようになってきているが（Medalie & Cifu, 2017），臨床現場では睡眠薬による治療の方が圧倒的に普及度が高いので，睡眠薬と CBT-I の併用のあり方について検討すべきケースはかなり多い。ここでは，両治療の併用のあり方について，いくつかの場面を想定して考えてみたい。

　まず，CBT-I を希望して受診した患者が，睡眠薬未服用の場合に睡眠薬を併用するか否かの判断である。患者が睡眠薬による副作用や依存発現を恐れて薬物治療を望まない場合，ないしは不眠症状が比較的軽い場合には，CBT-I 単独で治療することは十分可能と考えられるが，夜間症状と日中機能の障害に苦痛を感じている重症例では，CBT-I と睡眠薬併用を同時に開始することを考慮すべきだろう。治療開始後短期間では睡眠薬併用の方が CBT-I 単独よりも不眠症状の改善度は大きいので，苦痛は軽減されやすいと考えられる（この場合に使用する睡眠薬についての制限はないが，あくまで単剤常用量にとどめ，治療中に増量することは避けるべきである）。しかしながら，3〜6 カ月経過時点での治療効果については，両治療併用群と CBT-I 単独治療群の間で差は顕著なもので無いことも多いので（Morin, 2014, 2016），両者の併用の必要性については治療経過を追いながら慎重に検討すべきだろう。

　先行する睡眠薬治療に非反応の症例については，CBT-I は重要な治療選択肢となるし，実際，合併疾患の有無や年齢を問わず睡眠薬治療抵抗例での有効性を示した研究はかなり多い（Dolan et al., 2010, Okajima et al., 2013, Ayabe et al., 2018, Lichstein et al., 2013）。このようなケースでは，睡眠薬用量は変更せずに CBT-I を開始して，数セッション経過して症状が改善傾向を示してから減薬を検討したい。CBT-I 開始時点での不眠症状が軽度ないし寛解している場合でも，離脱症状発現防止の観点から睡眠薬治療を急速に中止して CBT-I に置き換えるのではなく，同量投与を継続したままで CBT-I を開始し，症状が軽減してきてから薬剤漸減を始めるのが良さそうである。CBT－I の併用による薬剤減量は，症例の不眠重症度，併用睡眠薬の量や期間が関連するため，すべての症例で可能とは言えないが，高用量使用例では CBT-I により減薬可能なケースが少なくないようである（Zavesicka et al., 2008）。

　CBT-I と睡眠薬治療の特性と長所を十分理解した上で，両者を使いこなしていくことが，不眠臨床における今後の重要な課題となるだろう。

文献

Ayabe N, Okajima I, Nakajima S, Inoue Y et al. Effectiveness of cognitive behavioral therapy for pharmacotherapy-resistant chronic insomnia: a multi-center randomized controlled trial in Japan. Sleep Med. 2018 ;50:105-112.

Dolan DC, Taylor DJ, Bramoweth AD, et al. Cognitive-behavioral therapy of insomnia: a clinical case series study of patients with co-morbid disorders and using hypnotic medications. Behav Res Ther. 2010 48（4）:321-7.

Lichstein KL, Nau SD, Wilson NM et al. Psychological treatment of hypnotic-dependent insomnia in a primarily older adult sample. Behav Res Ther. 2013 ;51（12）:787-96.

Medalie L, Cifu AS. Management of Chronic Insomnia Disorder in Adults. JAMA. 2017 21;317（7）:762-763.

Morin CM, Beaulieu-Bonneau S, Ivers H, et al. Speed and trajectory of changes of insomnia symptoms during acute treatment with cognitive-behavioral therapy, singly and combined with medication. Sleep Med. 2014 ;15（6）:701-7.

Morin CM, Beaulieu-Bonneau S, Bélanger L, et al. Cognitive-behavior therapy singly and combined with medication for persistent insomnia: Impact on psychological and daytime functioning. Ivers H, Sánchez Ortuño M, Vallières A, et al. Behav Res Ther. 2016 ;87:109-116.

Okajima I, Nakamura M, Nishida S, et al. Cognitive behavioural therapy with behavioural analysis for pharmacological treatment-resistant chronic insomnia. Psychiatry Res. 2013 ;210（2）:515-21.

Zavesicka L, Brunovsky M, Matousek M, Discontinuation of hypnotics during cognitive behavioural therapy for insomnia. BMC Psychiatry. 2008 ;8:80.

第3章

セッション ❸

意識的にからだをリラックスさせよう
（漸進的筋弛緩法）

> **目的**：漸進的筋弛緩法を行い，覚醒の沈静化をめざす。不眠症患者さんは夜間，および日中でも覚醒冗進が認められているため，不眠症の覚醒冗進について説明し，リラクセーションの必要性を認識してもらう。
>
> アジェンダ
> 1. 睡眠ダイアリー／ホームワークの確認
> 2. 漸進的筋弛緩法の実践
> 3. ホームワークの設定

1．睡眠ダイアリー／ホームワークの確認

　前回と同様に，睡眠ダイアリーを見ながら睡眠の変化を確認します。また，前回のホームワークを行ったかどうかを確認し，うまくいった点とうまくいかなかった点を検討します。患者さんは，1週間（7日間）のうち5回できていても，毎日できなかったら「できなかった」と報告することが多いので，鵜呑みにせずに丁寧に聴いていく必要があります。

| ダイアログ | ※セラピスト：TH，クライエント：CL

TH：前回お話しした中で，ホームワークにしたことがありましたね。まず，時計を見ないようにするというのはいかがでしたか？

CL：だめでした。やっぱり見てしまいますね。

TH：そうですか。ちなみに何回か試されましたか？　それとも試せませんでしたか？

CL：毎日試しています。最初は見ないでいけるんですが，途中で起きてしまうとどうしても……

TH：あっ，毎日試されているんですね。（睡眠ダイアリーを見ながら）寝つきの方はいかがですか？

CL：寝つきは若干早くなった気がします。

TH：そのようですね。そう考えると，中途覚醒時も試してみると案外いけるかもしれませんね。

CL：実は途中で起きても1回も時計を見ないでやってみた日が2，3日ありました。その時は寝つきが早かった気がしますがどうしても気になって……

2．漸進的筋弛緩法の実施

　漸進的筋弛緩法はマニュアルに
沿って実施します。

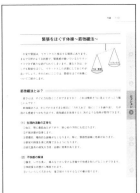
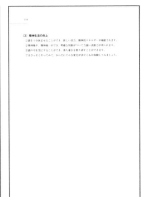

ポイント

　漸進的筋弛緩法は時間がかかるため,「面倒くさくてできない（やれなかっ
た)」と言う方がいます。不眠の状態（過覚醒）について比喩を使って説明す
ると漸進的筋弛緩法をする理由を理解してもらいやすく,継続してもらえます。
　実際にセラピストがモデルを示すことで患者さんも力の抜き方がわかりやす
くなるため,紙を渡すだけ,または紙を見ながら説明するだけでなく,一緒に
やりながら進めると良いでしょう。そのためにはセラピスト自身も日常の中で
実践したり,進め方を覚えておく必要があります。

ダイアログ　※セラピスト：TH,　クライエント：CL

　TH：前回,身体的特徴として覚醒状態を落ち着かせる必要性についてご説明しまし
　　　　たね。

　CL：はい。

　TH：今日は,そのからだのメンテナンス方法を実際にやっていきたいと思います。
　　　　不眠症の方は,日中も夜もからだが過覚醒状態になっていることがわかってい
　　　　ます。昨夜眠れなかったのに,日中眠気が来ないことはありませんか？

ＣＬ：あります。いつもそうです。

ＴＨ：それが過覚醒状態と言われるものです。たとえるなら，戦争に行った兵士のような状態です。戦争でジャングルに入った兵士は，いつ敵が襲ってくるかわからないので，常に周りに気を張りながら眠ります。少しでも音がすれば反応できるような状態です。そんな状態でも日中は敵陣に向かうため，常に周りに気を張りながら進んでいきます。ですから，横でカサカサっと音がすればすぐに反応できる臨戦態勢になっています。このような状態は戦争時には適応的ですが，現代でも起こっているのが不眠症と言えるでしょう。つまり，何らかのきっかけによって，からだが危険な状態だと誤作動を起こしている状態が不眠症だと考えられます。

ＣＬ：なるほど。確かにそんな感じかもしれません。

ＴＨ：ですので，この過覚醒状態を鎮めるために，今日はリラクゼーションを行おうと思います。

ＣＬ：わかりました。

3．ホームワークの設定

　漸進的筋弛緩法は寝る前に必ず1回することをホームワークとします。漸進的筋弛緩法をやったあとはすぐに寝床に横になれるように環境を調整します。また，服薬されている方であれば，「服薬→筋弛緩→横になる」という順に設定することで，薬が効くまでの時間を有効利用し，寝つく時間の短縮を狙います。昼夜の過覚醒があるため，日中も最低1回は実施してもらうと良いでしょう。

　◆ホームワークの例：服用後，漸進的筋弛緩法をやってから寝床に入る，
　　　　　　　　　　　　昼食後に1回漸進的筋弛緩法をやる

CBT-I の段階的治療戦略

CBT-I は，薬物療法と比較して副作用が少なく効果が維持される。ただし，個人療法で1～2カ月を要し，時間的・人的負担が高い。また，治療の成否は患者の動機付けに依存し，自らの努力を伴う治療が長期に及ぶことが脱落の要因となる。すべての不眠症患者に標準的個人療法を提供することは，不可能かつ不合理である。

また，推定有病率6%の患者に対して，習熟した施行者が少ない。対策として，構成要素を

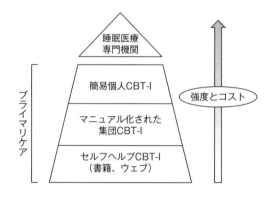

図1　慢性不眠症の治療に関する段階的ケア・モデル

Mack LJ, Rybarczyk BD: Nature and Science of Sleep（2011）より作成
患者は，多段階に分かれたこれらのケアを行き来することができる。上の段階に行くごとに治療の強度は向上するが，コストも大きくなる。

簡略化する，対象を集団にする，セルフヘルプ書籍や電話，インターネットを活用するなど，さまざまな簡易型が考案されている。患者の重症度や併存疾患に応じて，提供する治療の強度（技法や形態，期間や回数，施行者の属性）を設定すべきである。同一の罹病期間，重症度，睡眠薬服用量の原発性不眠症に対して，同一の構成要素，施行期間，施行者による個人療法と集団療法の短期効果を比較すると，個人療法で改善度が優れていた（Yamadera et al., 2013）。個別に対応する個人療法の強度が高いのは自明であるが，軽症例には，強度の低い集団療法も有用である。

治療法を患者毎に選択する，段階的ケア・モデル（stepped care model）が提唱されている。施行者の属性や習熟度，患者の重症度や併存障害，介入手段，を組み合わせて，情報提供から低強度の簡易版や集団療法，高強度の個人療法を振り分けるものである。Espie（2009）は，①書籍，DVD，インターネットを用いた自習，②非専門家によるマニュアル化された集団療法あるいは簡易型，③個人療法あるいは小集団療法，④訓練を受けた臨床心理士の個人療法，⑤睡眠医療専門家による専門性の高い個人療法，の5段階，Vincentら（2013）は，①インターネット版，②簡易型，③集団療法，④個人療法，の4段階，を設定している。Mackら（2011）は，プライマリケアでの実践に関するモデルを示している（図1）。

不眠症治療の段階的ケア・モデルを，本邦の医療事情に合わせて構築する必要がある。

文献

Espie CA（2009）"Stepped care"：a health technology solution for delivering cognitive behavioral therapy as a first line insomnia treatment. Sleep, 32; 1549-1558.

Mack LJ, Rybarczyk BD（2011）Behavioral treatment of insomnia: a proposal for a stepped-care approach to promote public health. Nature and Science of Sleep, 3; 87–99.

Vincent N & Walsh K（2013）Stepped care for Insomnia: an evaluation of implementation in routine practice.　J Clin Sleep Med, 9; 227-234.

Yamadera W, Sato M, Harada D et al（2013）Comparisons of short-term efficacy between individual and group cognitive-behavioral therapy for primary insomnia. Sleep Biol Rhythms, 11; 176-184.

第4章

セッション ④

適切な睡眠パターンを取り戻そう 1
（睡眠スケジュール法）

※睡眠スケジュール法は，セッション 4 で説明とホームワークの設定を行い，セッション
5 でホームワークの確認，臥床時間の調整，トラブルシューティングを行います。

目的：①実際に寝ている時間と寝床で横になっている時間のズレを修正すること。
②規則的な睡眠一覚醒リズムを再構築するために，睡眠スケジュール法を理
解してもらうこと。

アジェンダ
1. 睡眠ダイアリー／ホームワークの確認
2. 総睡眠時間，睡眠効率の算出
3. 睡眠スケジュール法の実践
4. まとめとホームワークの設定

---

1. 睡眠ダイアリー／ホームワークの確認

前回と同様に，睡眠ダイアリーを見ながら睡眠の変化を確認します。また，前回のホー
ムワークを行ったかどうかを確認し，うまくいった点とうまくいかなかった点を検討し
ます。

2. 総睡眠時間, 睡眠効率の算出

睡眠ダイアリーを用いて, ここ1週間の総睡眠時間, 総臥床時間, 睡眠効率を算出します。

3. 睡眠スケジュール法の実践

1) 睡眠スケジュール法の手順

はじめに睡眠スケジュール法の手順を説明します。①寝床に入っている時間と実際に寝ている時間のズレが大きいと睡眠の質が低下すること, ②総睡眠時間 +30 分程度を臥床時間に設定すること, ③1週間の睡眠効率が85%以上なら臥床時間を +15 分に, 80 〜 84%なら同じ時間で, 79%以下なら −15 分に設定することを説明します。

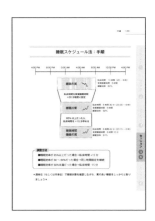

> **ポイント**
>
> 　睡眠の質の低下を説明する際, ビー玉の例を使い, ビー玉の数（睡眠時間）に見合わない箱（臥床時間）にビー玉を入れるとばらけてしまうが, 見合った箱（睡眠時間＋30分）であれば, ビー玉は密集して動かないことを説明します。また, いきなり睡眠時間を延ばすよりも, 一旦圧縮して質を高めてから少しずつ延ばすことを強調します。

ダイアログ　※セラピスト：TH，クライエント：CL

ＴＨ：こちらの絵を見てください（上段）。点線は寝床に入っている時間，青色の部分は実際に寝ている時間を示しています。人の睡眠時間はだいたい決まっていて，それ以上寝ようと思って寝床に入っていても睡眠時間は長くなりません。ビー玉で考えてみましょう。たとえば，××さんがビー玉を10個持っていたとしましょう。それをこのくらいの大きい箱（ジェスチャーで示す）に投じたらどうなると思いますか？

ＣＬ：ばらばら動く？

ＴＨ：そうですね。それを7回行ったら，7回ともビー玉の動きは異なりますよね？あるときは左側や右側に偏ったり，ばらけたりするはずです。では，このくらいの小さい箱（ジェスチャーで示す）に投じたらどうですか？

ＣＬ：動かない？

ＴＨ：その通りです！　7回投じても，7回ともぎゅっと詰まっているので動きませんね。睡眠もこれと同じです。ビー玉が××さんの平均睡眠時間，箱が平均臥床時間に相当します。つまり，睡眠時間よりも長く寝床にいると，寝つきが悪くなったり，途中で目が覚めやすくなります。しかも，7日間，毎日睡眠状態が変わるので，「今日は眠れるかな」といったように，一喜一憂しやすい状態になってしまいます。

ＣＬ：あ〜なるほど。

ＴＨ：なので，今の睡眠時間に合った箱，つまり臥床時間を設定する必要があります。（絵を見ながら）実際に眠れている時間が6時間の人が，10時間寝床に入っていた場合，睡眠効率は60％となります。

ＣＬ：睡眠効率って，いつも書いている睡眠ダイアリーのものと同じですか？

ＴＨ：そうです。60％という値は睡眠の質がかなり低下している状態です。そこで，寝床に入っている時間を実際に眠れている時間プラス30分に設定して睡眠をきゅっと圧縮します（中段）。

　　　この絵では，6時間30分ですね。それを1週間続けていくと，睡眠効率が92％になりました。睡眠効率が85％以上であれば，プラス15分して，6時間45分の設定にします（下段）。

　80 ～ 84％であれば，同じ時間でもう 1 週間継続します。もし 80％未満であれば，15 分ひいて 6 時間 15 分の設定にします。これをくり返しながら，そのときのからだにあった質の良い睡眠をしっかりと取っていく方法が睡眠スケジュール法です。

ＣＬ：一旦，睡眠を削って，うまく眠れてきたら延ばしていくってことですか？

ＴＨ：うーん。正確には，臥床時間を短くして，実際の睡眠時間に近づけていき，睡眠の質が上がってきたら臥床時間を延ばしていくということです。

ＣＬ：う～ん。できるかなぁ。

ＴＨ：いきなり長時間寝ようとしていたこれまでの方法では，なかなか眠れませんでしたよね？

ＣＬ：はい。確かにそうですが……

ＴＨ：今までのやり方を続ければ，同じ状態が続くことは予想できます。別のやり方をすればいいかどうかはわかりませんが，現状を変化させることはできますよね？　ちなみに，でもこれまでこの方法を試されたことはありましたか？

ＣＬ：いいえ。初めて聞きました。

ＴＨ：そうでしたら，ますは 1 週間試してみて，データを集めてから判断してもいいかもしれませんね。

2）睡眠スケジュールの決定

　睡眠スケジュール法の手順を説明した後，睡眠ダイアリーを見ながら患者さんの睡眠スケジュールを決定していきます。

> **ポイント**
>
> 　患者さんは早く寝床に入りたいと思っていることが多いため，就床時刻から決めるのではなく，起床時刻を決め，その時刻から逆算して就床時刻を決めます。

ダイアログ　※セラピスト：TH，クライエント：CL

ＴＨ：では，××さんの睡眠時間を考えてみましょう。睡眠ダイアリーを見ると現在の睡眠効率が 75% となっていますね。数字だけで判断するとあまり眠れた感じはないのかなぁと思いますがいかがですか？

ＣＬ：そうです。寝つきは以前よりも早くなってきましたが，途中で起きてしまうとその後寝つけない状態はまだ続いています。

ＴＨ：（睡眠ダイアリーを見ながら）××さんの 1 週間の平均睡眠時間が 5.4 時間ですので 5 時間 24 分ですね。5 時間 30 分とすると，寝床に入っている時間は 6 時間に設定することになります。今，起きている時間は 7 時頃が多いようですが，何時に起きるのがよろしいですか？

ＣＬ：そうですね。7 時までには起きないと仕事に間に合わないので。

ＴＨ：7 時に起きるとすると，寝床に入る時間は夜 1 時になります。いかがですか？

ＣＬ：その時間まで起きているのはつらいですね。23 時にはいつも寝ているので。

ＴＨ：23 時に寝るとすると，起床時間は 5 時になります。

ＣＬ：それは早いなぁ。

ＴＨ：いずれにしても 6 時間の間隔にしたいので，折り合いをつけるとすると何時頃がいいですかね。

ＣＬ：う～ん。

ＴＨ：ちなみに睡眠ダイアリーを見ると，からだが寝る時刻は，夜 0 時過ぎではな

いかと思いますので，その時間帯に横になった方が寝やすいかもしれませんよ。

ＣＬ：あぁ，なるほど。（しばらく悩んで）じゃあ，夜の０時にします。

ＴＨ：では，０時〜６時の設定にしましょうか。

ＣＬ：わかりました。

ＴＨ：この方法にからだが慣れるまで１週間くらいかかります。特に，最初の２，３日はからだが慣れないため，きついと感じることが多いようです。ですが，そこで止めてしまうと，今回の方法が以前の習慣よりも良いのか判断がつきにくいので，まずは１週間，続けていただくと良いと思います。

ＣＬ：わかりました。やってみないとわかりませんもんね。

3）睡眠スケジュールを整えるために日中と夜間の活動を検討しよう

　この絵はボルベイの2過程モデルに基づいています。どんなに夜の睡眠スケジュールを調整しても，日中横になっていたり，概日リズムがずれていたりすれば成功しない可能性が高くなります。

　そこで，睡眠スケジュール法を説明する際に，「疲れたら寝るリズム（ホメオスタシス：上図）」と「夜になったら寝るリズム（概日リズム；下図）」について説明し，日中の活動，夜眠るまでの活動，眠れないときの活動，日光の取り込み方などについて再確認します。

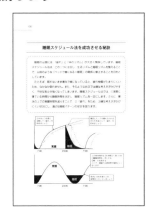

ポイント

　「睡眠スケジュールを成功させる秘訣」として，紹介すると良いでしょう。疲れたら寝るリズムに関しては，心理教育で紹介していますが，簡単に復習をかねて行いましょう。また，光を浴びるのではなく，目から取り入れることを強調し，ホームワークを設定します。

ダイアログ1（上図）　　※セラピスト：TH，クライエント：CL

　TH：睡眠スケジュール法を成功させるための秘訣を次にご説明しますね。こちらの絵（上図）は，以前ご説明しましたね。

　CL：はい。疲れが貯まってきたら眠るっていうやつですよね。

　TH：そうです。これを「疲れたら寝るリズム」といいます。睡眠スケジュール法をすると，つらくて日中に横になりたくなります。ですが，せっかく貯めたので日中も省エネモードにならないようにしておくことが重要です。

　CL：わかりました。

　TH：また，日中だけでなく，夜の過ごし方も重要です。寝床に入っても眠れないときに，寝床に入ったままだとからだだけが休んでしまい，なかなかバタンキュー

のポイントが来ません。そこで，眠れないときはあえてからだを起こして疲れを貯めておいた方が寝つきが早くなる可能性があります。現在はどうされてましたっけ？

ＣＬ：いったん寝床に入ったら眠れなくても横になっています。

ＴＨ：その時はからだを起こしておくと良いかもしれません。特にリラックスできるようなことが良いんですが，何かありますか？

ＣＬ：旅行雑誌を読むことかな。

ＴＨ：旅行雑誌を読むと先が読みたくなったりわくわくしたりして眠れなくなることはないですか？

ＣＬ：それはないですね（笑）。何回も見ているものなので。

ＴＨ：では寝つけないときはからだを起こしてそれを読みましょう。前回やった筋弛緩法も良いかもしれません。

ＣＬ：あぁそうですね。それもやってみます。

|ダイアログ（下図）|

ＴＨ：秘訣その２は「夜になったら寝るリズム」を整えることです（下図）。これは朝，太陽を浴びることで調整します。××さんは朝光を浴びていますか？

ＣＬ：朝は洗濯物を干したり植木に水やりしたりするので浴びています。

ＴＨ：目から取り入れていますか？

ＣＬ：？？？

ＴＨ：光を「浴びる」というのは若干語弊がありまして，正確には「目から取り入れる」必要があります。

ＣＬ：へぇ。

ＴＨ：目の奥に眠気を引き起こすメラトニンという物質があり，光が目から入ってくるとメラトニンがぐっと抑えられます。そして，その十数時間後にその抑制が外れて眠くなっていくという仕組みになっています。

ＣＬ：そうなんですね！　てっきり浴びていればいいのかと思ってました。

ＴＨ：そうなんです。なので，せっかく外に出ていても目をつむっていたり，サングラスをかけているとその効果が弱くなってしまいます。朝日をしっかりと目から取り入れると良いでしょう。

ＣＬ：どのくらい見たら良いんですか？

ＴＨ：30分〜1時間程度で効果があると言われています。

ＣＬ：それは長いですね。

ＴＨ：現在は何分くらい外に出ていますか？

ＣＬ：せいぜい10分程度です。

ＴＨ：ほかに朝の光を目から取り入れる方法はありますかね。

ＣＬ：朝，散歩するといいのかな。

ＴＨ：それは良い方法かもしれませんね。疲れも貯まって一石二鳥ですね。曇りの日でも効果があると言われていますので，雨が降っているとき以外は太陽のある方角の空を見るようにすると良いと思います。

ＣＬ：わかりました。やってみます。

68

4. まとめとホームワークの設定

これまで話してきた①就床・起床時刻の設定，②眠れないときの過ごし方，③日中の過ごし方について確認していきます。

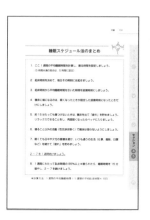

ポイント

　この睡眠スケジュールは毎日続けることを強調しましょう（平日と休日に関係なく）。

　ホームワークを設定するときは，具体的にいつ実践するかを検討することで，患者さんが実践しやすくなります。

　×悪い例：毎朝光を目から取り入れる

　○良い例：7:00〜9:00までの間に，30分以上東の空を見るようにする

ダイアログ　※セラピスト：TH，クライエント：CL

TH：では最後に，今日お話ししたことをまとめますね。

CL：はい。

TH：まず，1週間の睡眠時間から，寝床に入っている時間を6時間に設定しました。寝床に入る時間は夜0時，寝床から出る時間は6時でしたね？

CL：はい，そうです。

TH：寝床に入る時間は，夜0時になってから，もしくは耐えきれないくらい眠くなってからにしましょう。ただし，1時間以上前の眠気は，途中で起きてしま

う可能性があるので，23 時 30 分くらいであれば，寝床に入ってもかまいません。

ＣＬ：そのときも寝床から出る時間は６時でいいんですか？

ＴＨ：おそらく，今のからだでは６時間で目が覚めると思いますが，６時でかまいません。ただし，「もう眠れないな」と思ったら寝床から出ましょう。

ＣＬ：わかりました。

ＴＨ：だいたい 15 分経っても寝つけないときはからだだけ楽にするのはもったいないので寝床から出て疲れを貯めましょう。おそらく「眠れないな」という感覚があると思うので，そのときは，15 分待たずに寝床から出ましょう。

ＣＬ：わかりました。

ＴＨ：寝ること以外の活動をするときは寝床から出て，寝床に入れば眠る“くせ”をからだに覚えさせていきます。日中は極力からだを楽にする活動は避けて，夜の睡眠のために疲れを貯めておきましょう。

ＣＬ：わかりました。

ＴＨ：このような方法に加えて，朝の光を目から取り入れましょう。先ほど「散歩するといいかも」とおっしゃっていましたが，何時頃から始められそうですか？

ＣＬ：そうですね。７時には（家を）出られると思います。往復で１時間くらいのコースがあるのでそこを歩きます。

ＴＨ：いいですね。ちなみにそのときは太陽はどの方角にありますか？

ＣＬ：右側に太陽があるので，行きは右側の空，帰りは左側の空を見るようにします（笑）

ＴＨ：いいですね（笑）。そうすると，「夜になったら寝るリズム」と「疲れたら寝るリズム」が整う可能性が高くなりそうですね。この方法は毎日続けることで効果が出てきますので，平日，休日に関係なく，設定した時間で試してみてください。次回まで続けてみて，結果を教えてください。

ＣＬ：わかりました。

コラム③

高齢者不眠症に対する CBT-I

　本コラムでは高齢者不眠症に対する集団での CBT-I の実践例（睡眠教室，自己調整法等）を紹介します。

（1）短期集中型の睡眠改善教室

　集団での CBT-I は市町と連携した睡眠改善活動にも応用されています。以下に，日中の適正な覚醒維持技術，生活リズム調整技術を用いた筆者らの睡眠改善教室について紹介します。不眠で悩む高齢者を対象に，昼食後の 30 分の昼寝および夕方の軽運動：福寿体操（田中・荒川，2005）の習慣づけ指導を週 3 回ずつ 4 週間，短期集中的に行うと，覚醒の質が向上し，夕方から就床前にかけての居眠りの減少すること，睡眠や精神健康や脳機能が改善することが報告されています（Tanaka & Shirakawa, 2004）。睡眠が改善したメカニズムのポイントは，日中の適正な覚醒維持，夕方から就床前にかけての居眠り防止です。

　さらに睡眠改善を切り口にした心身の健康づくりとして睡眠改善教室も開催されています。睡眠改善教室（週 1 回 4 週間）では睡眠とストレス対処の知識と実技，合わせて自己調整法（目標行動の選択，睡眠ダイアリーを用いたセルフモニタリング）を行っています（表 1）。そうすると，睡眠満足度，朝の気分，意欲，食事の味が 1 カ月後に有意に改善し，さらに抑うつ気分，QOL，平均歩数や運動量が増加して，その効果は終了 8 週間後も維持されてました（田村・田中 2015）。教室の内容としては，特に睡眠，ストレスについての講義，良いところ探しなどの GW が改善につながったと参加者の多くが感じていました。

表1　睡眠改善教室の流れ〜脳と心の癒し塾〜

90 分		体操
1 回目	講義「睡眠は脳と心の栄養　生活リズム健康法」	福寿体操
	グループワーク「不眠の悩みの共有，目標行動を決める」	
2 回目	講義「快眠のための 1 日の過ごし方」	福寿体操
	グループワーク「目標行動実践の確認・見直し，筋弛緩法」	
3 回目	講義「ストレスと上手につきあうコツ，ストレス緩和のポイント」	福寿体操
	グループワーク「・良いとこ探し，前向き思考」	
4 回目	講義「快眠と笑いで健康アップ」	福寿体操
	グループワーク「最近笑った話について発表」	

（2）睡眠の自己調整法（生活リズム健康法）の活用

　睡眠改善を促すために，睡眠に関する正しい知識にあわせて，睡眠促進行動を獲得・維持させていくことが重要になります。生活リズム健康法（睡眠衛生の知識教育と自己調整を組合わせ，知識と認知・行動を結びつけ，睡眠促進行動を実行させる方法）のみでも一定の効果があります。筆者らは知識教材，チェックリスト，や睡眠ダイアリーを用いて，1 カ月間の自己調整法（生活リズム健康法）を指導しています。4 週間実施すると中途覚醒が有意に減少し，精神健康も有意に改善しました（Tanaka & Tamura, 2016）。表 2 には CBT-I の技法のエッセンスが日常の生活の中で実践できるよう簡便

な形で表現されています（田中，2008）。たとえば，項目1，15，19，20，21は，CBT-Iの中核的技法である刺激統制法と睡眠制限法（両者を併せて睡眠スケジュール法と呼ぶ）に関わる内容です。△をつけた項目の中から，がんばれそうなもの，本人が実行可能な目標行動を3つ程度選択してもらうことが重要です。一つでも問題習慣が変われば，それが突破口となり，他の習慣も徐々に変わって，悪循環から少しずつ抜け出すことができます。地域での睡眠改善教室（1回）と2週間の自己調整法を組合わせた体験型の習慣づけ指導を行うことで，高齢者の夜間睡眠が量的に改善し，日中の眠気が軽減することも報告されています（Tamura & Tanaka, 2017）。

表2　生活リズム健康法

次のことで，すでにできていることには○，できていないけど頑張ればできそうなことには△，できそうにないことには×をつけましょう	
1.（　）毎朝，ほぼ決まった時間に起きる	13.（　）寝床につく1時間前は部屋の明かりを少し落とす
2.（　）朝食はよく噛みながら毎朝食べる	14.（　）ぬるめのお風呂にゆっくりつかる
3.（　）午前中に太陽の光をしっかりと浴びる	15.（　）寝床でテレビを見たり，仕事をしない
4.（　）日中はできるだけ人と会う	16.（　）寝室は静かで適温にする
5.（　）日中はたくさん歩いて活動的に過ごす	17.（　）寝る前に，リラックス体操（腹式呼吸）を行う
6.（　）趣味などを楽しむ	18.（　）眠るために，お酒を飲まない
7.（　）日中は，太陽の光に当たる	19.（　）寝床で悩み事をしない
8.（　）昼食後から午後3時までの間で，30分以内の昼寝をする（55歳以上の方）	20.（　）眠くなってから寝床に入る
9.（　）夕方に軽い運動や体操，散歩をする	21.（　）8時間睡眠にこだわらず，自分に合った睡眠時間を規則的に守る
10.（　）夕方以降は居眠りをしない	22.（　）睡眠時間帯が不規則にならないようにする
11.（　）夕食以降，コーヒー，お茶等は飲まない	23.（　）昼食後から午後3時までの間で，
12.（　）寝床につく1時間前はタバコを吸わない	

　上述のように生活リズム調整技術，日中の適正な覚醒の確保からの快眠法に注目したデイサービス，教室等はそれぞれの現場の事情にそった形で運営されています（田中ら，2006）。うつ，自殺対策として，短い昼寝や夕方の軽運動の指導に加えて「笑い」の要素を加えたり，レクリエーションを採用している地域もあります。期間としては，生体リズムの観点から最低でも2週間は必要ですが，この技法は病院，リハビリ施設，包括支援センターの事業等にも応用可能と思われます（田中，2013）。

文献

田村典久・田中秀樹：重度の睡眠障害をもつ地域高齢者に対する快眠教室が，不眠，日中の眠気，QOLの改善に与える効果．こころの健康．2015. 3（2）; 28-39.

Tamura, N & Tanaka, H : Effects of sleep management with self-help treatment for the Japanese elderly with chronic insomnia: A quasi- experimental study. Journal of Behavioral Medicine, 2017 40; 659-668.

Tanaka, H & Shirakawa, S : Sleep health, lifestyle and mental health in the Japanese elderly Ensuring sleep to promote a healthy brain and mind. Journal of Psychosomatic Research. 2004 56; 465-477.

田中秀樹・荒川雅志：認知症，転倒予防のための快眠術―短い昼寝と夕方の福寿体操のススメ．東京法規出版．2005.

田中秀樹他：快眠とストレス緩和のための習慣づくり―ライフスタイル改善からの脳・心身のヘルスアップの普及．（田中秀樹編）高齢期の心を活かす衣・食・住・遊・眠・美と認知症・介護予防．pp.285-320. ゆまに書房．2006.

田中秀樹：睡眠改善技術．（日本睡眠改善協議会編）基礎講座―睡眠改善学．pp.163-189. ゆまに書房．2008.

田中秀樹：地域高齢者の睡眠改善のための介入技法と評価法．（日本睡眠改善協議会編）応用講座睡眠改善学．pp.148-162. ゆまに書房．2013.

Tanaka, H & Tamura, N : Sleep education with self-help treatment and sleep health promotion for mental and physical wellness in Japan. Sleep and Biological Rhythms, 14（1）; 89-99.

第5章

セッション **5**

適切な睡眠パターンを取り戻そう２
（睡眠スケジュール法）

※睡眠スケジュール法は，セッション４で説明とホームワークの設定を行い，セッション
　５でホームワークの確認，臥床時間の調整，トラブルシューティングを行います。

目的：①実際に寝ている時間と寝床で横になっている時間のズレを修正すること。
　　　　②規則的な睡眠－覚醒リズムを再構築するために，睡眠スケジュール法を理
　　　　　解してもらうこと。

アジェンダ
　1. 睡眠ダイアリー／ホームワークの確認
　2. 総睡眠時間，睡眠効率の算出
　3. 睡眠スケジュール法の調整
　4. まとめとホームワークの設定（睡眠スケジュール法の再設定）

---

1. 睡眠ダイアリー／ホームワークの確認

　前回と同様に，睡眠ダイアリーを見ながら睡眠の変化を確認します。また，前回のホー
ムワークを行ったかどうかを確認し，うまくいった点とうまくいかなかった点を検討し
ます。

2. 総睡眠時間，睡眠効率の算出

　睡眠ダイアリーを用いて，ここ 1 週間の総睡眠時間，総臥床時間，睡眠効率を算出します。

3. 睡眠スケジュール法の調整

睡眠効率が 85% 以上だった場合

　1 週間，継続できたことを賞賛し，成功した理由について話し合います。そして，新しく，臥床時間を「先週の臥床時間 +15 分」に再設定します。このときは，就床時刻を早めるか，起床時刻を遅くするかを話し合います。患者さんの中には，臥床時間を変えずに継続することを希望される方がいます。その場合は，変更せずに前回の設定時間とします。

睡眠効率が 80 ～ 84% だった場合

　1 週間，継続できたことを賞賛し，成功した理由とうまくいかなかった理由について話し合います。その上で，もう 1 週間，同じ臥床時間の設定で継続することを伝えます。

睡眠効率が 79% 以下だった場合

　実践した日数について，睡眠ダイアリーを見ながら確認します。途中で止めてしまった場合やそもそも実践していない場合は，その理由について話し合います。その上で，再度睡眠スケジュール法を実践するかどうかを話し合って，再度，臥床時間を設定します。

第6章

セッション ❻

不眠ループを断ち切ろう
（終結と再発予防）

目的：終結と再発予防に備える

アジェンダ
1. 治療の振り返り
2. 終結と再発予防
3. 終了時評価

---

1. 治療の振り返り

　この段階では，セッションは患者主導になっています。睡眠ダイアリーを振り返りながら，セッション全体を振り返ります。治療終了後の目標と，起こりうる問題の予測を行います。

1）日常生活の科学者になろう

現在の行動の善し悪しを,「メリット，デメリット」と「すぐに得られる結果，長い目で見た結果」の2次元から検討します。

これは，心理教育の「セッション2の8）その循環は好循環？　悪循環？」に基づいて作られています。行動には，①すぐに効果が出てそのまま持続する行動，②すぐに悪い結

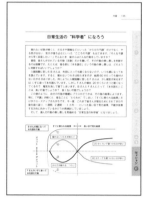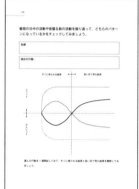

果が出てきて，何回やっても悪い結果になる行動，③最初はつらいが長い目で見ると効果が出てくる行動，④最初は効果あるように見えるが，長い目で見るとうまくいっていない行動，があることを説明します。

ここでは，「本を読む」行動を行っているBさんとFさんを例に挙げています。

ポイント

　行動の善し悪しは，治療者側が決めるのではなく，あくまで患者さんが判断しながら決めていく必要があることを強調します。そのために，「日常生活の科学者になれるようにお手伝いします」と伝えると良いでしょう。

2）普段の行動を確認してみよう

ここでは，患者さんがカウンセリングで挙げた目標を再確認し，現在の行動がどの線に乗っているかを検討していきます。

ポイント

　実際に目標と現在の行動を書き出してもらうと，ホームワークで見直しやすくなります。

ダイアログ　　※セラピスト：TH，クライエント：CL

ＣＬ：十分に眠れなくて，疲労感を感じると，どうしても１日横になっている時間
　　　が長くなってしまいます。やっぱり，日中に横になるのは良くないですよね。

ＴＨ：そうですか。やはり体調不良のことを考えると不安になって横になってしまう
　　　んですね。

ＣＬ：そうです。

ＴＨ：では，日中に横になってしまうことについて考えてみましょうか。（「1」日常
　　　生活の科学者になろう」の説明を行う）

ＴＨ：××さんの目標はなんでしたか？

ＣＬ：寝つきを良くして，日中にショッピングや趣味のつりをすることです。

ＴＨ：そうでしたね。ではここに書きましょう（「2」の目標の欄）。ここで取り上げ
　　　るのは「日中に横になってしまうこと」についてでしたね。では，現在の行動
　　　の欄に「日中に横になってしまう」と書いてください。（書いたら）では，「日
　　　中に横になってしまう」ことがどの線になるかを考えてみましょう。すぐに得
　　　られる結果はなんでしょうか。

ＣＬ：う～ん。安心することかな。あと，たまに眠れることがあります。

ＴＨ：それはメリットになりそうですね。では，長い目で見るとどうでしょうか？

ＣＬ：「一日無駄にしてしまった」と落ち込みます。あと，寝床に入ったときに「今
　　　日は眠れるだろう」と期待してしまうかな。

ＴＨ：なるほど。目標についてはどうでしょう。近づいていますか？

ＣＬ：いいえ。むしろ，遠のいている気がします。

ＴＨ：そう考えるとどうも真ん中の④の線に乗ってますね。

ＣＬ：そう思います。

ＴＨ：では，①か③の線に乗るためにはどんな行動ができるでしょうか？

ＣＬ：そうですねぇ。眠れなかった日でもできる限りからだを起こしておくことか
　　　な。あと，家にいると眠れなかったことばかり考えてしまうので，家から出た
　　　方がいいかもしれません。

ＴＨ：なるほど。でも何をしますか？

ＣＬ：つりはちょっと心配だけど，ショッピングに行ったり，お友達と会ったりする

　　　ことはできるかもしれません。

ＴＨ：そうすると余計に疲れるかもしれませんよ？

ＣＬ：そうかもしれませんが，「疲れたら眠るリズム」を考えれば，長い目で見ると
　　　夜は寝つきやすくなる可能性が上がると思います。

ＴＨ：では，「家でゴロゴロと横になる」の代わりに，外出して，ショッピングした
　　　り，友人と会ったりすることをやってみましょうか。

ＣＬ：わかりました。

ＴＨ：このように，状況が好転しないときは，普段の行動が②か④の線に乗っている
　　　可能性があります。今後もなかなか不眠症状が改善しないときは，この絵を思
　　　い出して，①か③の線に乗る行動を考えてみましょう。

2．終結と再発予防

①終結の準備を提案する

✓ 治療が終了した後も，身につけたスキルを使うこと，不眠の再燃の可能性と，その対応を説明します。

✓ セッション 2 で使用した資料などや患者の経験を振り返りながら，一時的に不眠状態が起こることもむしろ普通であり，仮に悪化しても，その場合こそ，これまでのスキルを使うチャンスであることを話し合います。

（TH の発言例）

■ 「これまでの振り返りと，今後どのようなことが大事かをお話します」

■ 「ほとんどの方は良くなったり悪くなったりします」

■ 「睡眠の状態が悪化したときにも，今までの経験を生かして対処できる準備をしましょう」

②治療全体を振り返る

✓ 治療を通じて身につけたこと，変化した点を話し合います。

✓ 気分や状況が改善したのは，患者さん自身が考え方や行動を変化させた結果であることを強調します。

✓ 治療者，あるいは薬のおかげと考える患者に対しては，その要因よりも，患者自身が努力し，変化した点を思い出させます。

（TH の発言例）

■ 「治療を始めたときに比べて，睡眠状態が随分良くなりましたね。一体何が良かったのでしょうか？」

■ 「どのようなことが役に立ったと思いますか？」

■ 「私がアドバイスした点もありましたが，考え方や行動を実際に変えたのは××さんですよね？」

③セッションで扱ったツールや技法をおさらいする

✓ ツールや技法は患者が将来にわたってもずっと使えることを強調します。

✓ 不眠時だけでなく，感情的になったり，非機能的になっていると気づいたらいつでも用いることができます。

（THの発言例）

■ 「この方法は，今後もつらくなったときや，問題にぶつかったときにはいつでも使うことができます。また，××さんはすでにセッションを通して，さまざまなことに取り組んでいただきました。今後，もし一つのことが効果がなくなった場合でも，工夫の仕方や新しいことを試す場合の検証の仕方（たとえば，○週間続けてみてから効果を見る，短期的な結果のみで判断せずに長期的な結果も含めて判断する）もお持ちだと思いますが，いかがですか」

④治療が終了する不安にそなえる

✓ 治療が終了するにあたっての不安について尋ねます。

✓ 今後の具体的な心配事がある場合は，その対策を考えます。

✓ 漠然とした終結の不安は当然のことで，勇気づけます。

✓ 不安が強くなったときに何ができるかを話し合います。

（THの発言例）

■ 「治療終了と聞くとどんなことが頭に浮かびますか？」

■ 「何か具体的に心配なことはありますか？」

⑤悪化した場合の対処法を検討する

（THの発言例）

■ 「今後，不眠症状が出そうになったときにどう対処するか，前もって考えておきましょう」

■ 「一時的な眠れない状態は，正常で，心配いりません」

■ 「治療で身につけた，使えそうな方法は何でしょう？」

第7章

治療前後のアセスメント
（評価）

ISI：不眠重症度質問票

〔Insomnia Severity Index〕

（Bastien, 2001, 宗澤 他, 2009）

　不眠症の重症度を測定する自己記入式尺度です。過去2週間の状態について，7項目（入眠困難，睡眠維持の困難，早朝覚醒，睡眠に対する満足感，日中機能への影響，他者からの評価，不眠症状に関する苦痛感），5件法［0〜4］で回答を求めます。

　得点が高いほど不眠症状が重度であることを示す。0〜7点は臨床的な不眠症状なし，8〜14点は軽度の不眠，15〜21点は中程度の不眠，22〜28点は重度の不眠と解釈されます。

AIS：アテネ不眠尺度

〔Athens Insomnia Scale〕

（Soldatos, Dikeos & Paparrigopoulos 2000, Okajima et al., 2013）

　世界保健機構（World Health Organization: WHO）が中心となりICD-10の診断基準に基づいて作成された自己記入式尺度です。過去1カ月以内で週3回以上経験したものについて8項目（寝つき，夜間中途覚醒，早朝覚醒，総睡眠時間，全体的な睡眠の質，日中の気分，身体的および精神的な日中の活動，日中の眠気），4件法［0〜3］で回答を求めます。病的水準のカットオフ得点はオリジナル版，日本語版ともに5.5点です。

PSQI：ピッツバーグ睡眠質問票

〔Pittsburg Sleep Quality Index〕

（Buysse et al., 1989, Doi et al., 2000）

　睡眠の質を評価するために開発された自己記入式尺度です。過去1カ月間の睡眠習慣と睡眠状態について18の質問項目で構成されています。7つの要素（C1：睡眠の質，C2：入眠時間，C3：睡眠時間，C4：睡眠効率，C5：睡眠困難，C6：睡眠薬の使用，C7：日中覚醒困難）に分類され，得点化されます。7要素の合計得点はPSQI総得点として算出され，得点が高いほど睡眠の質が悪いと判定します。病的水準のカットオフ得点は，オリジナル版，日本語版ともに5.5点です。

FIRST：フォード・ストレス反応不眠尺度

〔Ford Insomnia Response to Stress Test〕

（Drake et al., 2004, Nakajima et al., 2014）

　ストレスを感じる出来事が起こったとき，どの程度眠りにくくなるか（睡眠反応性）を測定する自己記入式尺度です。1因子9項目，4件法［1〜4］で構成されています。得点は9〜36点で，得点が高いほど睡眠反応性が高いことを示します。睡眠反応性は不眠発症の脆弱因子であり，得点が高い人ほど不眠になりやすいことがわかっています。

DBAS：日本語版睡眠に対する非機能的な信念と態度質問票

〔Dysfunctional Beliefs and Attitudes about Sleep scale-16〕

（Morin, Vallieres & Ivers, 2007, 宗澤 他，2009）

　不眠を増悪させる睡眠に関する非機能的認知を測定する自己記入式尺度です。4因子16項目11件法［0-10］で構成されています。得点が高いほど，睡眠に関する認知が非機能的であることを示しています。

PSAS：睡眠前の過覚醒状態測定票

〔Pre-Sleep Arousal Scale〕

（Nicassio et al., 1985）

　睡眠前の過覚醒状態を測定する尺度です。16項目5件法［1〜5］で構成されています。認知的な過覚醒と身体的な過覚醒の2因子得点ならびに合計得点を算出でき，得点が高

いほど過覚醒であることを示しています。

　日本語版に関しては，岡島まで問い合わせのこと。

MCTQ：ミュンヘンクロノタイプ質問紙
〔Munich ChronoType Questionnaire〕

（Roenneberg, Wirz-Justice & Merrow, 2003, Kitamura et al., 2014）

　個人のクロノタイプ（いわゆる朝型夜型）を評価する自己記入式尺度です。自由なスケジュールでとることができる休日の睡眠のタイミングは，個人の体内時計の時刻を反映することから，睡眠負債を調整した休日の睡眠中央値をクロノタイプの指標とします。日本語版は，https://mctq.jp/　からダウンロードして使用することができます。

ESS：エプワース眠気尺度
〔Epworth sleepiness scale〕

（Johns, 1991, 福原 他，2006）

　主観的な日中の眠気を測定する自己記入式尺度です。日常生活で眠気をもたらすような8つの具体的状況を設定し，各状況における眠気のレベルを4段階の中から選択します。日本人の生活様式に適した項目に修正した日本語版（JESS）が作成されています。病的水準とのカットオフ得点は，オリジナル版，日本語版ともに11点です。

コラム④

CBT-I の適応を考える時に必要な 2 つの視点

【診断特異的（diagnosis-specific）な視点】

　不眠症は，客観的な睡眠量（時間）の問題ではなく睡眠不足とは異なる。睡眠をとることができる状況下においても，不眠を訴えるクライアントには，他の睡眠障害を鑑別する必要がある（図 1，図 2　睡眠医療入門キット，日本睡眠学会ホームページから引用）。鑑別には，適切な問診と睡眠ダイアリーや行動計による睡眠スケジュールの確認，さらには終夜睡眠ポリグラフ検査 PSG が必要な場合もある（不眠症状は，PSG の脳波による睡眠の質の評価とは必ずしも一致しない。CBT-I の枠組みにおいては，不眠症は主観的症状の問題となることに留意すべきである）。

【診断横断的（transdiagnostic）な視点 】

　前述のように不眠症とは他の睡眠障害が否定された場合に診断される疾患概念である。一方，睡眠障害国際分類第 3 版（ICSD-3）や精神疾患の診断・統計マニュアル（DSM-5）では，原発性や続発性（二次性）の概念は削除された。睡眠障害国際分類第 2 版（ICSD-2）のように，不眠症の細分類の妥当性は検証困難であり，不眠症の成立には複数の要因が組み合わさっている。併存疾患に続発性に生じた不眠症は，経時的に独立した病態となり得ることから，両者の本質的な関係を明らかにすることは困難である。このため両者は別個に診断され，治療はその双方を標的とする。

　実際，CBT-I は "原発性不眠症" に効用があるだけではない。精神疾患（うつ病など），身体疾患（慢性疼痛，パーキンソン病など）のみならず，睡眠障害（睡眠時無呼吸症など）をもつ併存性不眠症にも効用がある。併存疾患は Spielman の 3P モデル（Spielman et al., 1987）でいう不眠症促進因子という位置付けである。

　CBT-I が CBT であるのは，3P モデルでの維持因子が認知行動モデルで説明できるからである。CBT は生物学的観点（biological component），そこに心理学的観点（psychological component）に加えて，社会環境的（social component）モデルの観点から査定やケースフォーミュレーションを行わなければ機能しない（BPS approach）（Engel, 1977, Melchert, 2011）。CBT-I は，うつ，不安などの精神疾患に対する CBT に比べ，睡眠覚醒の生理学や睡眠障害に関する知識が必要であり，それを踏まえて，過覚醒，恒常性低下，睡眠覚醒リズム異常のフレームで査定し介入をしていく。

　そもそも，CBT-I の枠組みから概念化される心理的苦悩である不眠症に明確な分類が可能なのか，または診断名としての疾患（illness）の病態が存在するのかは，悩ましい問題である．診断を越えて個別性を重視するケースフォーミュレーション（Bruch, 2015）には，機能分析（岡島, 2017）に加えてクライアントの価値観と行動変容の動機を取り入れることが重要である（田中, 2017）。

　現実的には，前述の鑑別診断疾患に相応する治療に加えて，あるいは，先行または同時に CBT-I を実施する。そういった制御戦略（control strategy）により CBT-I を実施することで，多くは奏功する。しかし，加齢に伴う不眠状態である場合には，生理現象としての不眠であり，受容戦略（acceptance strategy）に切り替える柔軟性も必要である。

文献

Bruch M : Beyond diagnosis:case formulation in cognitive behavioural therapy, 2nd ed, Chichester, Wiley Blackwell, West Sussex, 2015.

Engel GL : The need for a new medical model: a challenge for biomedicine. Science 1977; 196:129-136.

Melchert TP : Foundations of professional psy-chology: the end of theoretical orientations and the emergence of the

biopsychosocial approach, Elsevier, United States, 2011.
岡島義：不眠の認知行動療法　第18回—うまくいかないときの"見直し"ポイント—ケースフォーミュレーションの観点から．睡眠医療 2017; 11:299-303.
Spielman A, Caruso L, Glovinsky PA : Behavioral perspective on insomnia treatment. Psychiatr Clin North Am 1987; 10:541-553.
田中春仁：不眠の認知行動療法　第18回—うまくいかないときの"見直し"ポイント—動機づけ面接（MI）の観点から．睡眠医療 2017; 11:595-604.

【うつ病】
患者の約8割に不眠が，1割に過眠（日中の眠気や長時間睡眠）が見られる．食欲低下，興味や意欲の減退がみられる場合には，うつ病を疑う．

【睡眠時無呼吸症候群】
睡眠中に無呼吸や低呼吸が出現する．深い睡眠がとれず，日中の強い眠気や居眠り（過眠）が出現する．
高血圧，糖尿病，高脂血症と関連し，中等症以上では冠動脈疾患，脳血管障害，眠気による事故などが生じるため治療が必要．

【睡眠関連運動障害……1）レストレスレッグズ症候群（ムズムズ脚症候群）】
夜間に下肢や上肢に生じる異常感覚により不眠が生じる以下の4つの特徴がすべてそろえば診断さ夜間に下肢や上肢に生じる異常感覚により不眠が生じる．以下の4つの特徴がすべてそろえば，診断される．a）下肢や上肢を動かしたくなる強い衝動，b）ムズムズ，電撃痛などと表現される，c）上下肢を動かすことで症状が軽減，d）夕方〜夜間に出現もしくは増悪する．鉄欠乏性貧血，人工透析，妊娠，抗うつ薬により出現することもある．

【睡眠関連運動障害……2）周期性四肢運動障害】
夜間に下肢や上肢にミオクローヌス様の不随意運動が繰り返し出現するため不眠もしくは日中の過眠が生じる．運動症状を自覚していない患者が多い．ムズムズ脚症候群に合併することもある．

【中枢性過眠症（ナルコレプシーなど）】
夜間に十分な睡眠をとっているにもかかわらず，日中に過眠が生じる．日常の睡眠時間が短すぎる睡眠不足候群，向精神薬等による過眠，リタリン依存者などとの鑑別が必要．診断にはPSG検査と翌日中の反復睡眠潜時測定検査の実施が望ましい．

【睡眠時随伴症……レム睡眠行動障害】
通常，レム睡眠中は運動系の神経伝達が抑制されるが，レム睡眠行動障害ではこの機能が障害され，夢のなかの言動と一致した大声の寝言や粗大な体動が出現する．せん妄と異なり，症状出現時に覚醒刺激を与えるとすみやかに覚醒でき，異常行動と一致した夢内容を想起することができる．

【概日リズム睡眠障害……睡眠相後退症候群】
体内時計の調節異常のため，明け方まで入眠できず，一旦入眠すると午後まで覚醒できない．精神障害，他の睡眠障害，自閉生活，薬剤による過鎮静などで二次的に同様の状態が引き起こされることがある．

【その他の原因による不眠症……精神生理性不眠症】
眠れない日々を繰り返すうち，不眠への恐怖そのものにより不眠が増悪する悪循環に陥った状態．身体疾患，精神障害，嗜好品，生活習慣，薬剤などによる不眠と鑑別が必要．

図1　睡眠障害の個別解説

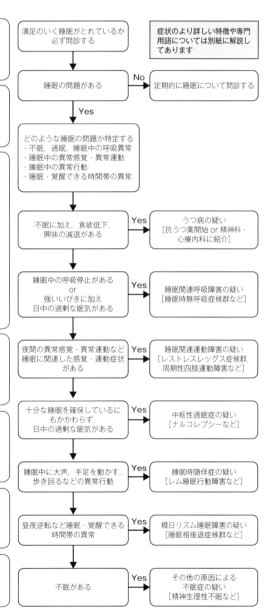

図2　睡眠障害スクリーニングフローチャート
（運用時には複数の睡眠障害合併に留意）

引用・参考文献

引用文献

Bastien CH, Vallieres A, Morin CM: validation of the insomnia severity index as an outcome measure for insomnia research. Sleep Med. 2001; 4; 297-307.

Bootzin RR: A stimulus control treatment for insomnia. Proceedings of the American Psychological Association. 1972; 7: 395-396.

Borkovec TD: Insomnia: J Consult Clin Psychol. 1982; 50: 880-895.

Buysse DJ, Reynolds CF, Monk TH, Berman SR, Kupfer DJ: The pittsburgh sleep quality index: a new instrument for psychiatric practice and research. Psychiatry Res. 1989; 28: 193-213.

Daan S, Beersma D, Borbély AA: Timing of human sleep: recovery process gated by a circadian pacemaker. American Journal of Physiology-Regulatory, Integrative and Comparative Physiology. 1984; 246 (2) : 161-183.

Doi Y, Minowa M, Uchiyama M, Okawa M, Kim K, Shibui K, Kamei Y: Psychometric assessment of subjective sleep quality using the Japanese version of the pittsburgh sleep quality index (PSQI-J) in psychiatric disordered and control subjects. Psychiatry Res. 2000; 97: 165-72.

Drake C, Richardson G, Roehrs T, Scofield H, Roth T: Vulnerability to stress-related sleep disturbance and hyperarousal. Sleep. 2004; 27: 285-291.

Germain A, Buysse DJ: Brief Behavioral Treatment of Insomnia. In Perlis ML et al (Eds) . Behavioral Treatments for Sleep Disorders: A Comprehensive Primer of Behavioral Sleep Medicine Interventions. Academic Press; 2011.

Lick JR, Heffler D: Relaxation training and attention placebo in the treatment of severe insomnia. J Consult Clin Psychol. 1977; 45: 153-161.

Morgenthaler T, Kramer M, Alessi C, et al.: Practice parameters for the psychological and behavioral treatment of insomnia: an update. An american academy of sleep medicine report. Sleep. 2006; 29: 1415-1419.

Morin CM, Espie CA: Insomnia. A Clinical Guide to Assessment and Treatment. Springer, 2004.

Morin CM, Vallieres A, Ivers H: Dysfunctional beliefs and attitudes about sleep（DBAS）: validation of a brief version（DBAS-16）. Sleep. 2007; 30: 1547-1554.

宗澤岳史, Morin CM, 井上雄一, 根建金男：日本語版不眠重症度質問票の開発　精神科治療学. 2009；24：219-225.

宗澤岳史, Morin CM, 井上雄一, 根建金男：日本語版「睡眠に対する非機能的な信念と態度質問票」の開発睡眠医療. 2009；3：396-403.

Nakajima S, Okajima I, Sasai T, Kobayashi M, Furudate N, Drake CL, Roth T, Inoue Y: Validation of the Japanese version of the ford insomnia response to stress test and the association of sleep reactivity with trait anxiety and insomnia. Sleep Med. 2014; 15: 196-202.

Nicassio P, Bootzin R: A comparison of progressive relaxation and autogenic training as treatments for insomnia. J Abnorm Psychol. 1974; 83: 253-260.

Okajima I, Nakajima S, Kobayashi M, Inoue Y: Development and validation of the Japanese version of the athens insomnia scale. Psychiatry Clin Neurosci. 2013; 67: 420-425.

Soldatos CR, Dikeos DG, Paparrigopoulos TJ: Athens Insomnia Scale: Validation of an instrument based on ICD-10 criteria. J Psychosom Res. 2000; 48: 555-560.

Spielman AJ, Saskin P, Thorpy MJ: Treatment of chronic insomnia by restriction of time in bed. Sleep. 1987; 10: 45-56.

参考図書

井上雄一, 岡島義（編）. 不眠の科学. 朝倉書店；2012

付　　録

第 1 章

セッション 1

不眠症の認知行動療法とは？

使用ツール

不眠症にお悩みの方へ

　現在，不眠症に対する効果的な治療法として，①**睡眠薬**と②**認知行動療法**による治療があります。

①**睡眠薬による治療**：医師の指示のもとで処方されるお薬によって，睡眠を改善する方法です。

　メリット：服用したその日から寝つけるようになったり熟眠できるようになります。

デメリット：長期間服用していると効きが悪くなってしまう。薬に依存してしまうとなかなか止めにくくなることがあります。

---

②**認知行動療法**：睡眠を妨害するような生活習慣（たとえば，お酒を飲んで寝ようとすると途中で目が覚めやすくなってしまう）や心配事に焦点を当てて，適切な睡眠習慣を取り戻す方法です。

　メリット：不眠に対するさまざまな解決方法を身につけられます。治療が終わった後も効果が持続します。

デメリット：睡眠薬のように即効性はありません。

セッション 1
セッション 2
セッション 3
セッション 4
セッション 5
セッション 6

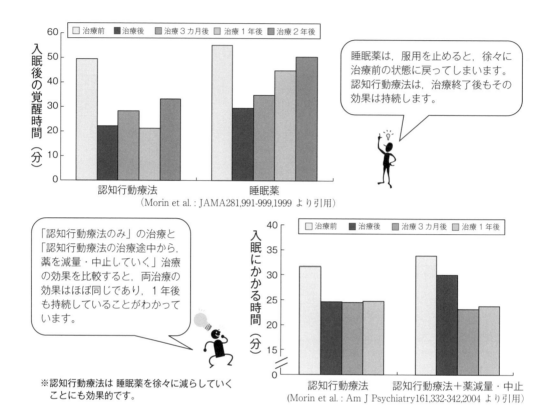

（Morin et al.：JAMA281,991-999,1999 より引用）

睡眠薬は，服用を止めると，徐々に治療前の状態に戻ってしまいます。認知行動療法は，治療終了後もその効果は持続します。

「認知行動療法のみ」の治療と「認知行動療法の治療途中から，薬を減量・中止していく」治療の効果を比較すると，両治療の効果はほぼ同じであり，1年後も持続していることがわかっています。

※認知行動療法は 睡眠薬を徐々に減らしていくことにも効果的です。

(Morin et al.：Am J Psychiatry161,332-342,2004 より引用)

認知行動療法によって，睡眠薬の減量に成功した A さん

　数年間，不眠症に悩んでいた A さんは，1 年以上睡眠薬（1 錠）を毎晩服用していました。しかし，睡眠薬の量はなかなか減らず，最近では薬を飲んでも眠れない日が増えてきました。副作用に対する心配から，自ら睡眠薬の減量を試みてはいますが，なかなかうまくいきません。そこで，認知行動療法を受けることにしました。認知行動療法では睡眠薬以外の対処方法を学び，それを毎晩行いました。睡眠薬以外の対処方法がうまくできるようになってきたあたりから，薬の服用量を 3/4 錠に減らしたところ，最初は眠れない日がありましたが，徐々に 3/4 錠でも眠れる日が多くなりました。こうして徐々に薬を減らしていき，現在，A さんは睡眠薬 "1/2 錠〜服用なし" でも以前より眠れるようになりました。

　当クリニックでは睡眠薬による治療と認知行動療法による治療を行っています。不眠症にお悩みの方はいつでもご相談ください。

セッション ①

セッション ②
セッション ③
セッション ④
セッション ⑤
セッション ⑥

睡眠ダイアリー

あなたの1週間の睡眠パターンと日中の支障について記録をつけてみてください。意識的に取り組んだことがあれば、書き込んでください。

↓ 就寝時刻（寝床に入った時刻）
↑ 起床時刻（寝床から出た時刻）

（朝）（昼）（晩）：食事

▨ 夜，寝ていた時間
⊢ 昼寝・うたた寝
□ 日中の支障

● 服用薬種類
☆ （1錠）

〴 入浴
☀ 朝の光

| 熟眠感 | 0（まったくない）～3（まあまあ）～5（とても熟眠） |
| 日中の支障 | 0（まったくない）～3（まあまあ）～5（とてもあった） |

お名前：＿＿＿＿＿＿＿＿＿　現在服用中の薬（すべて記入）＿＿＿＿＿＿＿＿＿

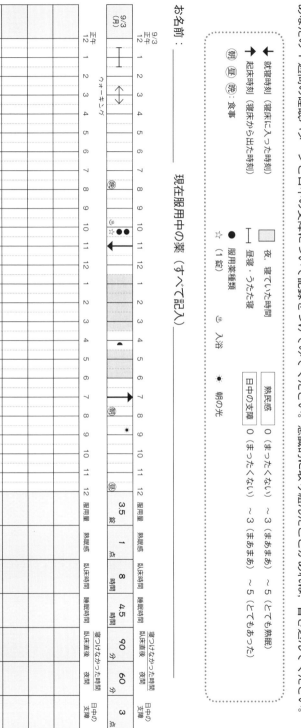

1週間の平均睡眠時間
睡眠効率 ＝ ──────────────── ＝ ＿＿＿＿ × 100 ＝ ＿＿＿＿ ％
1週間の平均臥床時間

睡眠効率 ＝ 1週間の平均睡眠時間 ／ 1週間の平均臥床時間

第2章

セッション2

不眠症を理解しよう

（心理教育・睡眠衛生教育）

使用ツール

不眠症について理解しよう！

不眠症とは？

　不眠症には，寝つきが悪くなかなか眠れない（入眠困難），睡眠中にしばしば目が覚めてしまう（睡眠維持困難），まだ眠いのに朝早く目が覚めてしまい再び入眠できない（早朝覚醒）といった症状があります。さらに，このような症状によって，眠気，集中力低下，倦怠感，意欲の低下など，日中にも支障をきたしてしまっている場合，不眠症と考えられます。

　成人のおおよそ4人に1人が不眠で悩んでいます。このような不眠症は，20〜30歳代に始まり，中年期以降から急増し始め，40〜50歳代でピークとなります。

　また，女性に多く見られるのも特徴です。

セッション 1 セッション 2 セッション 3 セッション 4 5 セッション 6

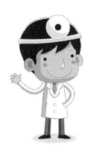

不眠症の原因

　睡眠を妨害する要因には，次のようなものがあります。

1. かゆみ，痛み，ぜんそく発作など

　アトピー性皮膚炎や慢性頭痛などの身体疾患の症状によって，睡眠が妨害されることがあります。

2. 生活環境や生活習慣

　室内温度，体温，明かりなどの生活環境やアルコール，ニコチン，カフェインの摂取も場合によっては，睡眠が妨害されることがあります。

3. ストレス，生活上の不安など

　日常生活でのストレスや不安，緊張なども睡眠を妨害します。

ストレスがきっかけによる不眠の発生と維持

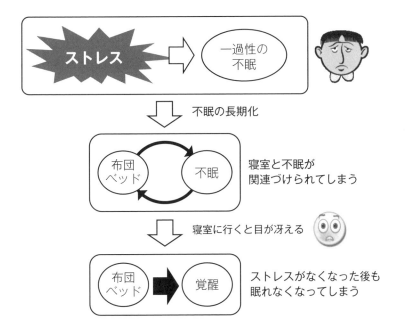

不眠症の経過モデル

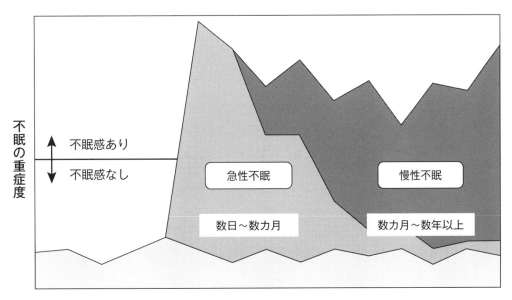

Glovinsky et al: the Insomnia Answer, A Perigee Book, 2006 を一部改変

体温リズム

　眠気にはリズムがあります。深部体温（体の中心内部の温度）が下がり始めると，眠りにつきやすくなります（深部体温を下げるために，皮膚温は上がります）。

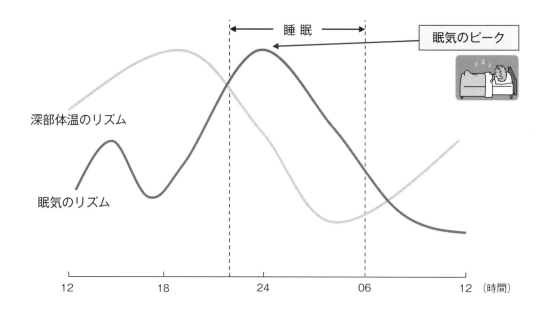

コラム1：眠らないとどうなるの？

　1965年の米国でこんな実験がありました。

　17歳男子高校生が断眠実験に参加しました。断眠開始後4日目には気分が沈みがちになり，イライラが出現し，物が人の姿になって見える幻視も出現し，「自分は周りの人から嫌われている」という妄想的な訴えも見られました。7，8日目には言葉が不明瞭となり，記憶力・集中力の低下が目立つようになり，11日目には思考力もかなり低下しました。しかし，さまざまな身体機能には問題はなく，15時間の睡眠後，すべて正常に戻りました。

　つまり，眠らないことで病気になることはなく，目覚めていられなくなり，眠ってしまいます。眠れば回復するのです。

睡眠段階と年齢の関係

ステージ 3，4 は深い睡眠状態，レム睡眠では夢を見ている状態です。

睡眠の前半は深い睡眠が多く，後半は徐々に眠りが浅くなり，レム睡眠が多くなります。

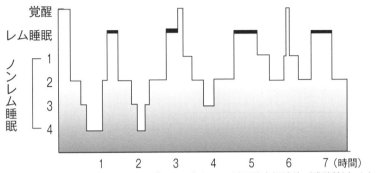

井上雄一：『ササッとわかる睡眠障害解消法（講談社）』より引用（一部改変）

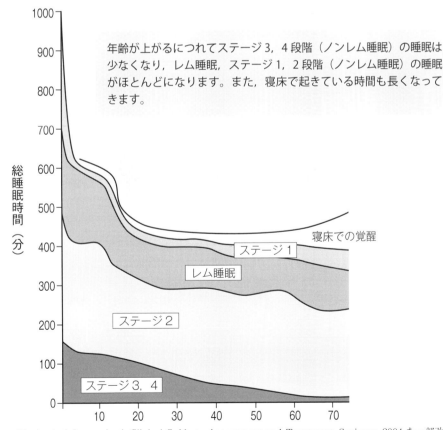

年齢が上がるにつれてステージ 3，4 段階（ノンレム睡眠）の睡眠は少なくなり，レム睡眠，ステージ 1，2 段階（ノンレム睡眠）の睡眠がほとんどになります。また，寝床で起きている時間も長くなってきます。

Morin et al: Insomnia: A Clinical Guide to Assessment and Treatment, Springer, 2004 を一部改変

光と体内時計

　体の中には「体内時計」が備わっていて，この時計の働きで，毎日決まった時刻にさまざまなホルモンが分泌されたり，睡眠や覚醒を繰り返すといった体内リズムが生まれます。

　体内時計の周期は24時間よりも若干長くなっています。そのため，社会生活を営んだり，規則正しい睡眠週間のためには，このズレを修正する必要があります。

　ズレを修正するために強い効果を持つのが光です。

- **朝の時間帯の光**：睡眠相は前進します。

　　　　　　　　　夜早い時間に眠くなり，朝早く目覚めやすくなります。

- **夜の時間帯の光**：睡眠相は後退します。

　　　　　　　　　夜眠れる時間も朝起きる時間も遅くなります。

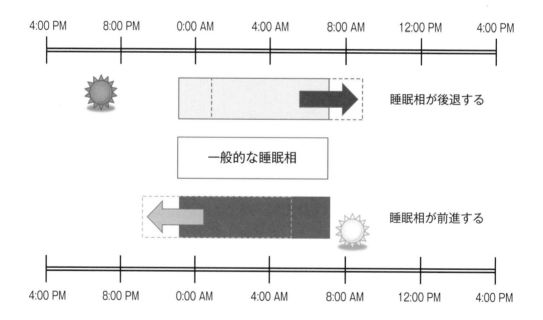

日中の活動と睡眠の関係

1．いつもの生活

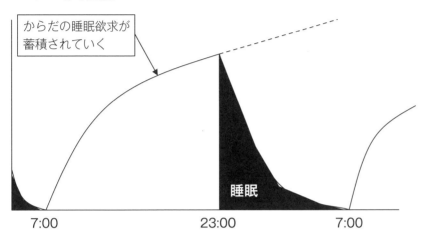

からだの睡眠欲求が
蓄積されていく

睡眠

7:00　　　　　　23:00　　　　　　7:00

睡眠欲求の減少
睡眠リズムの乱れ
不眠感の上昇

2．日中の活動を制限した生活

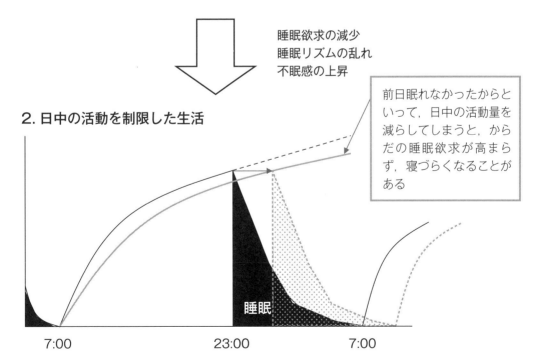

前日眠れなかったからと
いって，日中の活動量を
減らしてしまうと，から
だの睡眠欲求が高まら
ず，寝づらくなることが
ある

睡眠

7:00　　　　　　23:00　　　　　　7:00

不眠を維持する3つの特徴

1. 行動的特徴

日中の生活習慣（例：運動），寝る前の習慣（例：お酒を飲む）や寝床に入ってからの習慣（例：テレビを見る），寝られないときの習慣（例：時計を見る）

2. 認知的特徴

寝る前の考え（今日は寝られるだろうか），

寝床に入ってから頭に浮かんでくる考え（今後，どうなってしまうのだろう），

睡眠に対する考え（8時間寝なければ）

3. 身体的特徴

体温，睡眠相，ベッドに入ってからのからだの緊張やりきみ

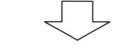

このような特徴によって，
眠れない状態が維持されてしまいます。

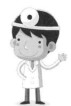

一つの歯車を調整しても，ほかが動いていれば連動してしまうことがあるので，三つの歯車を止める方法を探していきましょう。

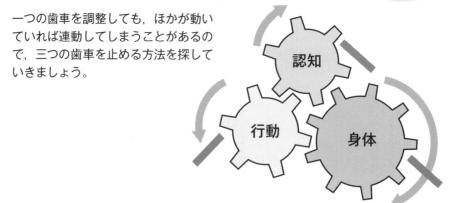

その活動は好循環？悪循環？

　眠れない日が続くと，気分がすぐれない，からだが重い，イライラしやすいといった，不快な状態が出てきます。眠れていなければ，それは当然の結果といえるでしょう。そんなときには，誰でも「少しでもからだを楽にしたい」という思いが強くなります。そして，日中の活動を抑えたり，いつもより早く布団に入ったりして，なんとか疲労回復に努めようとします。果たしてこの活動は，好循環でしょうか？悪循環でしょうか？ Aさんの場合を見てみましょう。

　入眠困難を抱えているAさんは，昨夜眠れなかった日の翌日は，いつもより早めに布団に入って，少しでもからだを休めようとしていました。早めに布団に入れば，からだが楽になり，「明日の活動に支障が出るかも」という心配が下がっています。ところが，1週間，1カ月たっても，毎夜同じことの繰り返しで，寝つきは良くならず，眠れないことへの不快な気分だけが続いてしまっています（下図）。

　Aさんの場合，不快な状態（からだのサイン，不快な気分）を少しでも早く取りさろうとしています。そうすると，すぐに得られる結果として，からだが楽になったり，「これで少しは楽になるだろう」という思いから心配が下がったりしています。しかし長い目で見ると，一番の問題である入眠困難は改善が見られていません。実は，このようなことはいろんな活動に見られます。すぐに得られる結果だけではなく，長い目で見た結果も検討し，問題の改善に向かう活動を実践していく必要があるかもしれません。

Aさんの場合

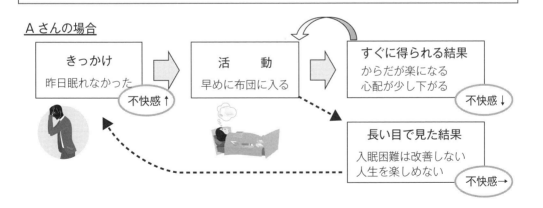

　不快な気分や不快な身体反応に従うと，長い目で見た結果は得にくいと言われています。これまでやってきた活動を再検討したり，これから取り組む活動を検討する際には，二つの結果を考慮しておくと，良いかもしれません。

セッション 1
セッション 2
セッション 3
セッション 4
セッション 5
セッション 6

薬物療法による効用と慢性服用による悪循環

　薬物療法は，医師と相談し適切に服用していれば，副作用はあまり起こりません。また，即効性があるため，眠れないときに服用すればすぐに効果が現れます。しかしながら，お薬にはアルコールと同様に耐性が形成されることがあるため，どんどん 1 回の服薬量が増えていってしまう可能性があります。また，お薬によって眠れるようになると，「薬を飲まないと眠れないんじゃないか」といった心配から，なかなかやめられなくなってしまいます。

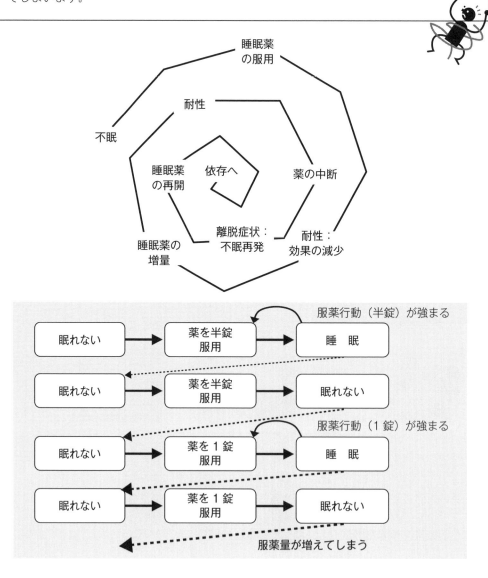

適切な睡眠環境を整えましょう

カフェイン

　覚醒作用，利尿作用によって，入眠困難，中途覚醒が起こることがあります。摂取は就寝4時間前までにしましょう。

　　例：コーヒー，緑茶，紅茶，ココア，炭酸飲料（コーラ），栄養ドリンク，
　　　　チョコレートなど

ニコチン

　吸入直後はリラックス作用がありますが，その効果はすぐになくなり，覚醒作用のみが数時間持続してしまいます。

アルコール

　睡眠薬のような効果がありますが，睡眠後半では睡眠を浅くします。利尿作用もあるため，中途覚醒，早朝覚醒の原因となってしまいます。また，アルコール耐性があるので，アルコール依存症の危険性があります。就寝4時間前までにしましょう。

食　事

　空腹,満腹は覚醒の原因となります。規則的な食事習慣（1日3食）を心がけましょう。ダイエットも睡眠を妨げてしまいます。

エクササイズ

　1回20〜30分，週3回程度の運動が睡眠を促進します。激しい運動は夕方までに済ませておくと良いでしょう。また，寝る2, 3時間前の軽い運動は，睡眠を促進します。寝る直前の運動は避けましょう。

　　例：散歩，ジョギング，水泳，スケート，ダンス，バドミントン，エア
　　　　ロビクスなど

静かな環境

赤ちゃんの夜泣き，電話の音，車の音などでたいていの人は起きてしまいます。

空気環境

きれいな空気は睡眠を促進します。そうでないと不快な夢の原因となってしまいます。

明かり

寝る前の強い明かり（たとえば街灯，コンビニ，携帯など）は避けましょう。朝は日光を浴びると，睡眠リズムが調整されます。

室内温度

自分が快適に眠れる温度を探しましょう。

暑い部屋：睡眠中にからだを動かす，深夜の覚醒
寒い部屋：不快で情動的な夢を見る

体温

熱いお風呂は避けましょう。入浴は就寝の2時間前が良いでしょう。

冷え性では深部体温の低下が不十分なため，寝つけなさと関係してしまいます。

第3章
セッション3
意識的にからだをリラックスさせよう
（漸進的筋弛緩法）

使用ツール

緊張をほぐす体操～筋弛緩法～

不安や緊張は，リラックスと相反する関係にあります。まるで天秤のような状態で，緊張感が続いているとリラックスできず眠りも妨げられてしまいます。寝るときは，少しでも緊張をほぐし，リラックスした状態にしておくのが良いでしょう。そのためにここでは，緊張をほぐす体操についてご紹介します。

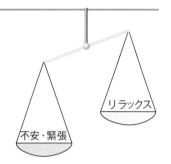

筋弛緩法とは？

皆さんは，すぐに力を抜くことができますか？　これは簡単そうに見えてけっこう難しいんです！

筋弛緩法とは，からだのさまざまな部位に「力を入れて，抜く」ことを繰り返し，力が抜ける感覚をつかむ方法です。筋弛緩法を体得すると，次のような効果が期待できます。

（1）生理的活動の正常化

①血圧，特に最低血圧が下がり，狭心症の予防にも役立ちます。

②不眠状態が改善します。

③習慣的，慢性的な頭痛がなくなります。特に，緊張性頭痛に効果があります。

④排尿や排便を楽に我慢できるようになります。

⑤消化器系の病気の予防・治療に効果があります。

（2）不快感の解消

①騒音，いやな臭い，痛みなどから受ける苦痛や不快感を和らげることができます。

②神経質な状態から解放されます。

③いらいらして爪をかむ，貧乏揺すりをするなどの癖が直ります。

（3）精神生活の向上

①頭を十分休ませることができ，新しい活力，精神的エネルギーが補給されます。

②精神集中，精神統一ができ，明確な判断がついて力強い決断力が得られます。

③頭の中を空にすることができ，落ち着きを取り戻すことができます。

ではさっそくやってみて，からだにどんな変化が出てくるか体験してみましょう。

緊張をほぐす体操をやってみよう！

準備編

- 筋弛緩法をやるときは，なるべく静かなところを選びましょう。
- アクセサリーやベルト，時計などは外しておきましょう。
- 腰をかけられる物を探しましょう（たとえば，いす，木の箱など）。いすがない場合は寄りかかれる場所を探しましょう。
- 筋弛緩法を実践するときは，からだの感覚がどう変化するかに意識を向けましょう。

基本姿勢

1. 浅く腰をかけましょう。

   （寄りかからずに）

2. 両足の間隔を肩幅程度に開く。

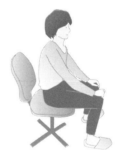

3. 膝の角度は約 90 度

   （足の裏が床にピタッとつくように）

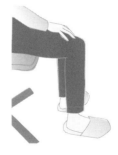

セッション 1
セッション 2
セッション 3
セッション 4
5
セッション 6

116

実践編 （力を入れている時間5秒程度，抜いた後の時間20秒程度）

1．手のリラックス

1. 前屈みになり，手のひらを
   ぎゅっと握ってください。
   ポイント
   右図のように，握りこぶしを
   縦にするといいかもしれません。

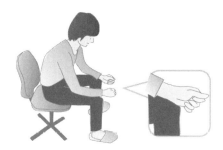

2. ストンと力を抜きます。
   ポイント
   力を抜いたときに手のひらに
   感じる感覚に集中しましょう。
   （例：ジーンとする，冷たい物が
   抜ける感じ，暖かい感じなど）

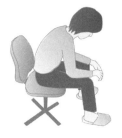

3. もう一度，手のひらを握ります。
   ポイント
   このときは力が入っている感覚に
   注意を向けましょう。
   （例：爪が当たっていたいな，
   指の第2関節が伸びてる，など）

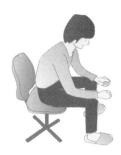

1.　手のリラックス（つづき）

4.　ストンと力を抜きます。

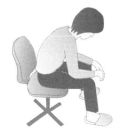

5.　今度は，手のひらを
　　目一杯広げましょう。

　　ポイント

　　このときも手のひらが張っている
　　感覚に注意を向けましょう。

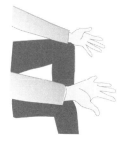

6.　ストンと力を抜きます。

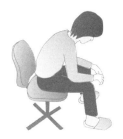

セッション ①

セッション ②

セッション ③

セッション ④

セッション ⑤

セッション ⑥

2. 腕のリラックス

1. 拳を軽く握り，肘をぐっと曲げ，脇を締めます。

   ポイント

   腕が震えるくらいの力でりきみましょう。

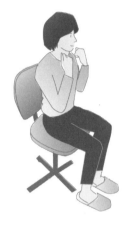

2. 太ももにストンと腕を落とします。

   ポイント

   操り人形になったつもりで，

   突然糸が切れたようなイメージです。

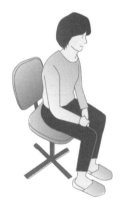

3. 首のリラックス

1. 背筋を伸ばし，首をストンと落とし，
   あごと鎖骨を近づけていきます。

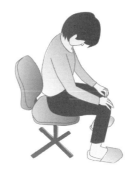

2. 首を痛めるといけないので，
   ゆっくり正面を向きましょう。

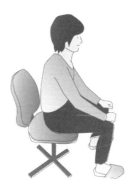

3. そのまま頭を後ろに下げていき，
   天井のなるべく後ろの方を見る
   ようにしましょう。

   ポイント

   首の後ろに皮が溜まっているイメージです。

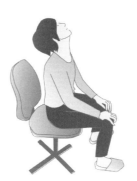

セッション 1
セッション 2
セッション 3
セッション 4
セッション 5
セッション 6

3. 首のリラックス（つづき）

4. ゆっくり正面に戻します。

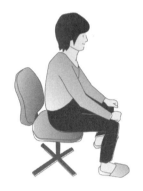

5. 肩を動かさず左肩に左耳を
   近づけていきます。

   ポイント

   右の首筋が伸びていることに
   意識を向けてみましょう。

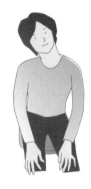

6. 元に戻し，同様に右肩に
   右耳を近づけていきます。

   ポイント

   左の首筋が伸びていることに
   意識を向けましょう。

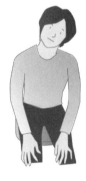

4. 肩と上半身のリラックス

●まずは肩のリラックスです。

1. 首をすくめるようにして，肩を上げます。

   ポイント

   首が埋まっちゃうようなイメージで
   やってみましょう。

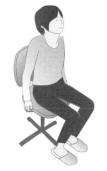

2. ストンと力を抜きます。

   ポイント

   肩をつっている糸が切れたような
   イメージです。

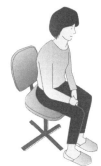

●次は上半身のリラックスです。

3. 肩のリラックスと腕のリラックスを
   組み合わせて行います。
   拳を握り，腕をぐっと曲げ，
   脇を締めて，肩を上げます。

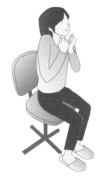

4. 太ももにストンと腕を落とします。

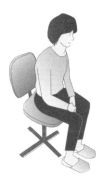

セッション①
セッション②
セッション③
セッション④
セッション⑤
セッション⑥

5. 背中とおなかのリラックス

●まずは背中のリラックスです。

1. 腕を垂らし，そのまま後ろに
   引いていきます。同時に，胸と
   おなかを前に突き出します。

   | ポイント |

   ペンギンになったようなイメージで
   やってみましょう。
   ただし，肩を痛めない程度に
   やってみてください。

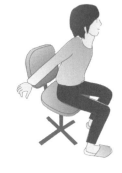

2. ストンと力を抜きます。

   | ポイント |

   引っ張られている腕，胸，おなかの
   糸が切れたようなイメージです。

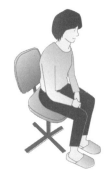

5. 背中とおなかのリラックス（つづき）

●次はおなかのリラックスです。

3. 両手を重ねて，おへその下に当てます。

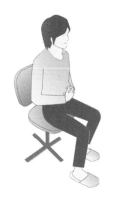

4. 息を口から「ふ〜」っと吐き出し，
   鼻から吸います。

5. 息を止め，手でおなかを押していきます。
   その力を止めるように腹筋に力を入れてください。

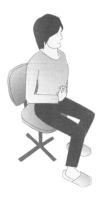

6. 苦しくなってきたら，息を「ふ〜」っと
   吐くのと一緒に力を抜きます。

   ポイント

   息を吐くときは一気に吐き出すと良いでしょう。

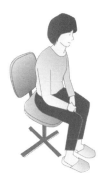

セッション 1
セッション 2
セッション 3
セッション 4 5
セッション 6

6. 脚のリラックス

1. 腰を痛めるといけないので，
   背もたれに寄りかかれるように
   深く腰をかけます。

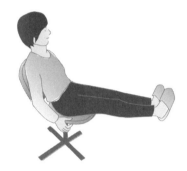

2. ひざをくっつけて脚を伸ばします。

3. つま先を手前（からだの方）に向けます。

   ポイント

   ふくらはぎが張る感じです。

4. 足をつっている糸が切れたように，
   ストンと力を抜きます。

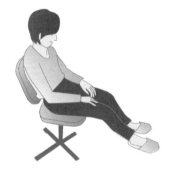

7. 全身のリラックス

1. 腕，肩，足のリラックスを組み合わせて
   行います。このときも背もたれに
   寄りかかれるように座ってください。

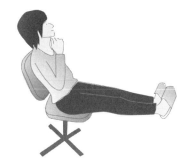

2. 拳を握り，腕をぐっと曲げ，脇を締めて，
   肩を上げ，ひざをくっつけて脚を伸ばします。

3. すべての糸が切れたようにストンと力を
   抜きます。

   ボイント

   最後は，力を抜いた後の時間を 1 分間取り，
   全身がリラックスしていることを感じましょう。

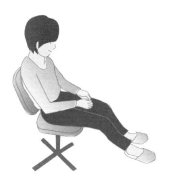

いかがでしたか？
最初は感覚がよくわからないかもしれません。
ですが，続けていくうちに，少しずつ力が抜ける感覚がつかめ
てくることでしょう。まずは，一週間継続してみましょう。
イライラしたとき，気持ちを落ち着けたいとき，寝る前などに
試してみてください。

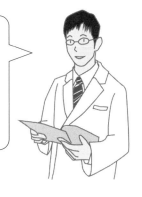

セッション
1
セッション
2
セッション
3
セッション
4
5
セッション
6

第４章，第５章
セッション４，５
適切な睡眠パターンを取り戻そう
（睡眠スケジュール法）

使用ツール

睡眠スケジュール法：手順

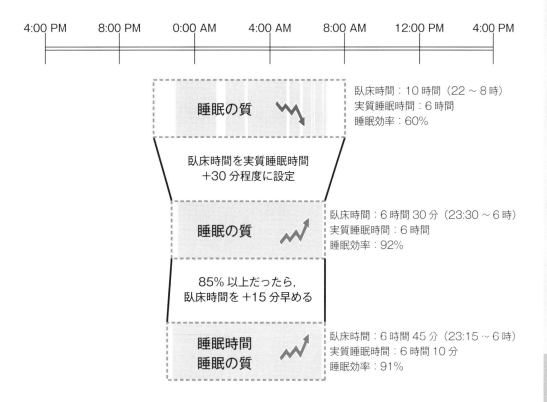

| 4:00 PM | 8:00 PM | 0:00 AM | 4:00 AM | 8:00 AM | 12:00 PM | 4:00 PM |

睡眠の質　↘
臥床時間：10 時間（22 ～ 8 時）
実質睡眠時間：6 時間
睡眠効率：60%

臥床時間を実質睡眠時間
+30 分程度に設定

睡眠の質　↗
臥床時間：6 時間 30 分（23:30 ～ 6 時）
実質睡眠時間：6 時間
睡眠効率：92%

85% 以上だったら，
臥床時間を +15 分早める

睡眠時間
睡眠の質　↗
臥床時間：6 時間 45 分（23:15 ～ 6 時）
実質睡眠時間：6 時間 10 分
睡眠効率：91%

調整方法

■睡眠効率が 85%以上だった場合→臥床時間 +15 分

■睡眠効率が 80 ～ 84%だった場合→同じ時間設定を継続

■睡眠効率が 80%未満だった場合→臥床時間 -15 分

＊週単位（もしくは月単位）で睡眠状態を確認しながら，質の良い睡眠をしっかりと取りましょう＊

睡眠スケジュール法を成功させる秘訣

睡眠の出現には，「疲れ」と「体のリズム」が大きく関係しています。睡眠スケジュール法は，この二つに注目し，生活リズムと睡眠リズムを整えることで，以前のような「ベッドで横になる＝睡眠」の関係に修正することを目的としています。

たとえば，眠れないまま寝床で横になっていると，疲れ物質がたまりにくいため，なかなか眠れません。また，そのような状況では嫌な考えが浮かびやすく，不快な気分が強くなってしまいます。睡眠スケジュール法では，①実際に寝ている時間から睡眠時間を決定し，睡眠リズムを一定にします。さらに，寝床の上での覚醒時間を減らすことで，②「疲れ」をため，③嫌な考えが浮かびにくい状況にし，適切な睡眠パターンの安定を図ります。

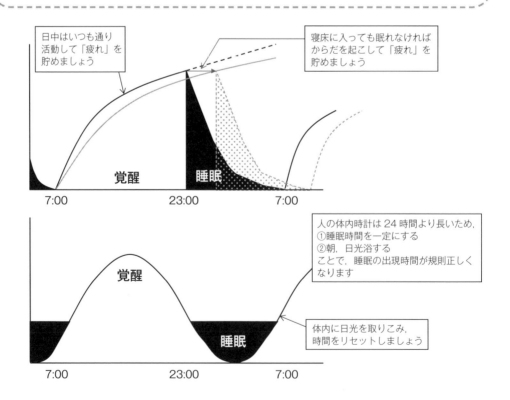

睡眠スケジュール法のまとめ

1. ここ 1 週間の平均睡眠時間を計算し，寝る時間を設定しましょう。
   （5 時間未満の易合は，5 時間に設定）

2. 起床時刻を決めて，毎日その時刻には起きましょう。

3. 起床時刻から平均睡眠時間を引いた時間を就寝時刻にしましょう。

4. 寝床に横になるのは，眠くなったときか設定した就寝時刻になったときだけにしましょう。

5. 約 15 分たっても寝つけないときは，寝床を出て「疲れ」を貯めましょう。リラックスできることをし，再度眠くなったらベッドに入りましょう。

6. 寝ること以外の活動（性交渉は除く）で寝床は使わないようにしましょう。

7. 眠くても日中や夕方の昼寝は避け，いつも通りの生活（仕事，趣昧，日課など）を続けて「疲れ」を貯めましょう。

2〜7 を 1 週間続けましょう。

8. 1 週間にわたって臥床時間の 85％以上※寝られたら，睡眠時間を 15 分増やし，2〜7 を続けましょう。

※計算方法：1 週間の平均睡眠時間÷ 1 週間の平均臥床時間× 100

第6章

セッション6

不眠ループを断ち切ろう

（終結と再発予防）

使用ツール

日常生活の"科学者"になろう

　眠れない状態が続くと，だるさや頭痛などといった"からだの不調"だけでなく，やる気が出ない，気分が落ち込むといった"こころの不調"も出てきます。「そんな不調から早く回復したい！」そんなとき，皆さんはどんな行動をしていますか？

　普段，皆さんがされている行動（活動）だけを聴いて，その行動の善し悪しを判断するのは困難です。たとえば，寝る前に「本を読む」という行動の善し悪しは，どのように判断すればいいでしょうか？

　入眠困難に苦しむBさんは，布団に入っても眠くならないので，いつも横になって本を読んでいます。すると，眠れないつらさは和らぎますが，結局60分たっても寝付けない日が6日ありました。同じように入眠困難に苦しむFさんは，少し眠気が来るまでは，いすに座って本を読んでいます。しかし，Fさんの場合，20分くらいたつと眠くなってくるので，電気を消して寝てしまいます。BさんとFさんにとって，「本を読む」ことは，良い行動でしょうか？　良くない行動でしょうか？

　この例のように，自分の行動が睡眠にプラスかどうかは，その後の結果によります。特に，「不調」が続くと，寝ることに"とらわれ"てしまい，「すぐに得られる結果」だけがクローズアップされがちです。今一度，これまで皆さんが寝るためにされてきた行動を振り返り，1週間，2週間……1カ月……といった長い目で見た結果，不眠が改善する方向に向かっているかどうか再検討していましょう。

　そして，選んだ行動の善し悪しを見極める"日常生活の科学者"になりましょう。

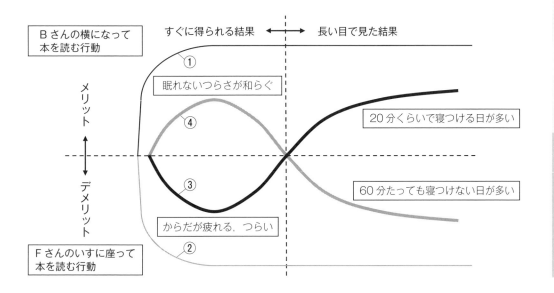

136

普段の日中の活動や夜寝る前の活動を振り返って，どちらのパターンになっているかをチェックしてみましょう。

目標

現在の行動：

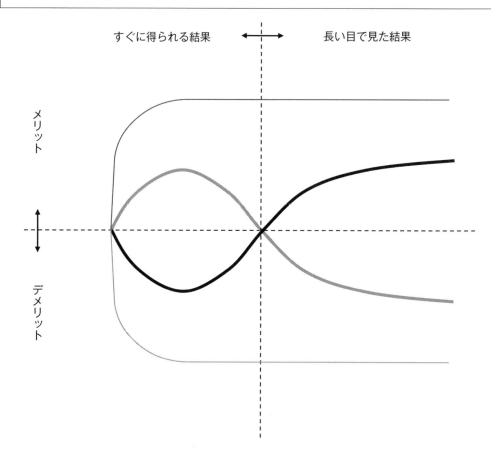

選んだ行動を1週間試してみて，すぐに得られる結果と長い目で見た結果を観察してみましょう。

執筆者一覧（50 音順）

綾部直子（国立研究開発法人 国立精神・神経医療研究センター　精神保健研究所
　　　　　睡眠・覚醒障害研究部）‥‥‥‥‥‥‥‥‥‥‥‥‥‥‥‥‥‥‥ 第 1 章〜第 6 章

井上雄一（東京医科大学睡眠学講座／睡眠総合ケアクリニック代々木）‥‥‥ はじめに・コラム①

岡島　義（東京家政大学 人文学部 心理カウンセリング学科）‥‥‥‥‥‥ 第 1 章〜第 6 章

越智萌子（札幌市スクールカウンセラー）　‥‥‥‥‥‥‥‥‥‥‥‥ 第 1 章〜第 6 章

駒田陽子（明治薬科大学 リベラルアーツ）‥‥‥‥‥‥‥‥‥‥‥‥‥‥‥ 第 7 章

田中春仁（岐阜メイツ睡眠クリニック）‥‥‥‥‥‥‥‥‥‥‥‥‥‥‥‥ コラム④

田中秀樹（広島国際大学 心理科学部 臨床心理学科）‥‥‥‥‥‥‥‥‥‥ コラム③

中島　俊（国立研究開発法人国立精神・神経医療研究センター認知行動療法センター
　　　　　臨床技術開発室）‥‥‥‥‥‥‥‥‥‥‥‥‥‥‥‥‥‥‥‥ 第 1 章〜第 6 章

山寺　亘（東京慈恵会医科大学葛飾医療センター）‥‥‥‥‥‥‥‥‥‥‥ コラム②

不眠症に対する認知行動療法マニュアル

2020 年 3 月 10 日　発行
2024 年 2 月 10 日　3 刷

編　者　日本睡眠学会教育委員会
発行者　立石正信
装丁　臼井新太郎
装画　森　由香里
印刷・製本　三協美術印刷

発行所　株式会社 金剛出版

〒 112-0005　東京都文京区水道 1-5-16
電話 03-3815-6661　振替 00120-6-34848

ISBN978-4-7724-1720-4　C3011　　　　　　　　　　　　　Printed in Japan ©2020

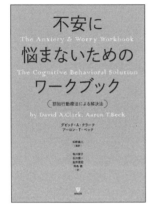
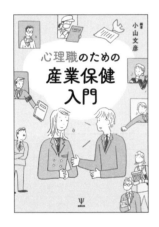
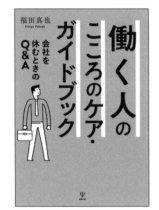